Ergebnisse der Chirurgie und Orthopädie.

ISBN 978-3-662-27606-8   ISBN 978-3-662-29093-4 (eBook)
DOI 10.1007/978-3-662-29093-4

VI. Die Behandlung der Schultereckverrenkung mit Kopfwärtsverlagerung des Schlüsselbeins (Luxatio claviculae supraacromialis).

Von

GERHARD USADEL-Heidelberg.

Mit 73 Abbildungen.

Inhalt.

Literatur (seit 1928)[1].

ALBERS: Die Naht bei Luxation im Acromioclaviculargelenk. Dtsch. med. Wschr. 1894 I, 969.

BÄHR, F.: Die traumatische Diastase des Acromioclaviculargelenks. Zbl. Chir. 1895, 993.

BAKULEV, A.: Luxatio supraacromialis claviculae. Ortop. i Travmat. (russ.) 2, 60—62 (1928). Z.org. Chir. 44, 798.

BARALDI, A.: Verknöcherung des Conoid- und Trapezoidbandes nach Trauma. Rev. Chir. Buenos Aires (span.) 13, 88—97 (1934). Z.org. Chir. 72, 73.

BARDENHAUER: Die Verletzungen an den oberen Extremitäten. Dtsch. Chir. 63 (1886).

BAUER, K. H.: Frakturen und Luxationen. Berlin: Julius Springer 1927.

BAUM, W.: Über v. VOLKMANNs Sehnennaht bei Patellarfrakturen und ihre Anwendbarkeit auf die Behandlung der Acromioclavicular-Verrenkungen. Fortschr. Med. 4, Nr 6 (1886).

LE BEC: Luxation sus-acromiale ancienne des deux clavicules. Suture des articulations acromio-claviculaires. France méd. 1893, No 4. Zbl. Chir. 1894, 188.

BENSON, R. A.: Acromioclavicular dislokation. (Verrenkung des Akromioclaviculargelenkes). U.S. nav. med. Bull. 34, 341, 342 (1936).

BERCHINA, F.: Über traumatische Verrenkungen des Schlüsselbeins. Ortop. i Traumat. (russ.) 9, 11—26 (1935). Z.org. Chir. 75, 730.

BÖHLER, L.: Technik der Knochenbruchbehandlung. Wien: Wilhelm Maudrich 1938.

BÖHM, F.: Zwei Fälle von Totalluxation der Clavicula. Dtsch. Z. Chir. 196, 307 (1926).

BOTREAU-ROUSSEL: Luxation externe complète de la clavicule traitée par syndesmopexie coraco-claviculaire à la soie. (Procédé de DELBET.) Arch. franco-belg. Chir. 30 (1927).

BOWERS, R. F.: Complete acromioclavicular separation. Diagnosis and operative treatment. J. Bone Surg. 17 (1935).

BROGLIO, R.: Sulla lussazione dell' estremitè acromiale della clavicola. (Über die Luxation des akromialen Endes des Schlüsselbeins.) Z.org. Chir. 55, 58 (1931).

BRONNER, H. u. E. SCHRÖDER: Zur Behandlung der vollständigen Luxation im seitlichen Schlüsselbeingelenk. Chirurg 9, 793 (1937).

BÜDINGER, K.: Zur blutigen Behandlung der Luxatio claviculae acromialis und der Brüche des Nasenbeins. Wien. klin. Wschr. 1900 I, 595.

BÜRKLE DE LA CAMP: Die operative Behandlung der Luxatio acromioclavicularis. Zbl. Chir. 1932, 2796.

BUNNELL, ST.: Fascial graft for dislokation of acromioclavicular joint. Surg. etc. 46, Nr 4 (1928).

BUSSE: 10 Jahre Reiterverletzungen. Dtsch. Mil.arzt 12, 527 (1938).

CAMPOS, O. P.: Acromioclavicular dislocation. Amer. J. Surg., N. s. 43, 287 (1939).

CARRELL, W. B.: Dislocation of the outer end of clavicle. J. Bone Surg. 10, 314 (1928).

CHAVANNAZ, G. et E. LOUBAT: La luxation simultanée des deux extrémités de la clavicule. Rev. de Chir. 46, 132 (1927).

COOPER, E. S.: Operative Behandlungsweise veralteter Luxationen im Scapulo-clavicular-gelenk. Amer. J. 82, 389 (1861). Schmidts Jb. 1861, 204.

DEFRANCESCHI, P.: Über die supraacromiale Luxation der Clavicula. Berl. klin. Wschr. 1892 I, 575.

DEUBNER: Die konservative Behandlung der Luxatio supraacromialis. Arch. orthop. Chir. 33, 149 (1933).

---

[1] Das vor 1928 erschienene Schrifttum findet sich bei R. SOMMER: Neue Deutsche Chirurgie, Bd. 41. 1928.

DILLEHUNT, R. B.: Luxation of the acromioclavicular joint. Surg. Clin. N. Amer. 7, 1307 (1927).

DULLE, E.: Die chirurgische Behandlung der Schlüsselbeinverrenkungen. Diss. Freiburg 1938.

DUNCKER, F.: Acromionverletzungen. 1 Fall von isolierter Acromionfraktur. 2 Fälle von Luxation des Acromio-Claviculargelenks. Zbl. Chir. 1927, 1233.

DUNLOP, J.: Dislokations of the outer end of the clavicle. California Med. 26, 38 (1927).

EDEN u. NIEDEN: Chirurgie der Schulter und des Oberarms. In Handbuch der praktischen Chirurgie, Bd. 5. 1925.

EHALT, W.: Luxatio acromioclavicularis mit gleichzeitigem Abriß des Processus coracoideus scapulae. Arch. orthop. Chir. 34 (1935).

EHLERT, H.: Die Luxation im Acromio-Claviculargelenk. Zbl. Chir. 1939, 1895.

EIKENBARY, A.-LE COCQ: The operative treatment of acromioclavicular dislokations. Surg. Clin. N. Amer. 13, 1905 (1935).

ELMGREEN, A.: Ett fall oft Luxatio claviculae supra-acromialis completa behandladet med operation. Finska Läk.sällsk. Hdl. 41, 1057 (1899). Zbl. Chir. 1900, 476.

ERKES, F.: Die Arthritis des akromio-claviculären Gelenks, ihre Diagnose und Therapie. Zbl. Chir. 55 (1928).

— Die Arthritis acromio-clavicularis, ihre Diagnose und Therapie. Bruns' Beitr. 144, 270 (1928).

FELSENREICH, F.: Extraarticuläre Fesselung der totalen akromioclaviculären Luxation. Zbl. Chir. 1935 I, 871.

FISCHER, H.: Die Bedeutung des Akromio-clavicular-Gelenkes im Krankheitsbilde der schmerzhaften Schulterversteifung. Verh. dtsch. Ges. Chir. 1932.

DE FRANCESCO, F.: Sulla terapie della lussazione completa acromio-clavicolare. (Contributo clinico sperimentale.) (Über die Behandlung der vollständigen Verrenkung des Schlüsselbeins am akromialen Ende.) (Klinischexperimenteller Beitrag.) Policlinico, sez. chir. 40, 259—271 (1933). Z.org. Chir. 63, 510.

FÜRST, A.: Zur operativen Behandlung der Luxatio acromio-clavicularis. Zbl. Chir. 1933, 12.

GOFFIN, R.: Traitement des luxations acromio-claviculaires. J. Chir. et Ann. Soc. belge Chir. 1929.

GÜNSEL, E.: Seltene Ligamentverknöcherungen. Röntgenprax. 1938, 516.

HAGGART, G. E.: The treatment of acromioclavicular joint dislocation. Surg. Clin. N. Amer. 13 (1933).

HENRY, M. O.: Acromio-clavicular dislocations. Minnesota Med. 12 (1929).

HIPPOKRATES: Sämtliche Werke, übersetzt von UPMANN. Berlin 1847.

HOFFA: Luxationen der Clavicula. Frakturen und Luxationen, 3. Aufl. Stuttgart 1896.

HOLMBLAD, E. G.: X-ray examination of clavicles and acromioclavicular joints. Amer. J. Surg. 42 (1938).

KIRCHMAYR: Freie Vereinigung der Chirurgen Wiens. Zbl. Chir. 1922, 1455.

KLIMOV, V.: Die akromiale Verrenkung des Schlüsselbeins und ihre Behandlung. Ortop. i. Travmat. (russ.) 10, 80—87 (1936). Z.org. Chir. 82, 620.

KMENT, H.: Zur Behandlung der Luxatio acromio-clavicularis. Zbl. Chir. 1932, 410.

KRECKE, A.: Zur Naht bei der Luxatio claviculae supraacromialis. Münch. med. Wschr. 1897 II, 1441.

KRENN: Zur konservativen Therapie der Luxation im Acromioclaviculargelenk. Chirurg. 8 (1936).

KRIEGER-LASSEN, H.: Luxatio acromioclavicularis. Hosp. tid. (dän.) 1933. Z.org. Chir. 66, 318.

KUNTZEN: Luxation des Akromioklavikulargelenks. Bruns' Beitr. 168, 333 (1938).

LAUBER, H. J.: Zur Behandlung seltener Schlüsselbeinverrenkungen. Chirurg 7, 790 (1935).

LERICHE, RENÉ: De l'action vasodilatatrice de la novocaine. Presse méd. 89, 1626 (1938).

LIBERSON, F.: The role of the coracoclavicular ligaments in affections of the shoulder girdle. Amer. J. Surg. 44 (1939).

MALGAIGNE: Traité des fractures et des luxations. Paris: Baillière & Fils 1885.

MANNHEIM, H.: Die Luxatio claviculae acromialis und ihre Behandlung. Dtsch. Z. Chir. 234 (1931).

— Die Luxatio claviculae acromialis und ihre Behandlung. Zbl. Chir. 1932, 1424.

Marziani, R.: Eigene Technik der Behandlung der Schlüsselbeinbrüche und ihre Ergebnisse. Z. Orthop. **69** (1938). Arch. di Orthop. **53**, 659 (1937).

Meyer, A. W.: Zur Behandlung der Clavicularluxationen. Dtsch. Z. Chir. **119**, 497 (1912).

Meyerding, H. W.: The treatment of acromioclavicular dislocation. Surg. Clin. N. Amer. **17** (1937).

Mitchell, A. B.: Dislocation of outer end of clavicle. Brit. med. J. Nr 3440 (1926).

Moore, J. R.: Treatment of disl of the clavicle. Amer. Surg., Mai **1902**. Zbl. Chir. **1902**, 1286.

Nathan, W.: Chronische, deformierende Erkrankungen des Akromioclaviculargelenkes. Münch. med. Wschr. **1932 II**, 2007.

Ottolenghi, C. E.-Lagomarsino: Verfahren zur unblutigen Reposition der kompletten Akromioclavicularluxation. Rev. Ortop. (span.) **4**, 157—165 (1934). Z.org. Chir. **72**, 468.

Philippides, D.: Die gezielte Punktion des Ganglion stellatum. Chirurg **1940**, H. 8.

Pilz: Über seltene Luxationen. Verh. Berl. Ges. Chir. **1928**. Zbl. Chir. **1928**, 2075.

Prini u. Brea: Supraacromiale Schlüsselbeinluxation. Z.org. Chir. **48**, 197.

Rapant, V.: Zur chirurgischen Behandlung der akromialen Schlüsselbeinverrenkung. Bratislav. lék. Listy **15**, 436—437 (1935). Z.org. Chir. **73**, 306.

Richter, A. L.: Lehrbuch von den Brüchen und Verrenkungen der Knochen. Berlin 1833.

Riedel: Fascienplastik bei habitueller Radiusköpfchenluxation und bei Luxatio acromioclavicularis. Zbl. Chir. **1929**, 47.

Rinonapoli, G.: La ligamentoplastica nelle lussazione completa acromioclaviculare. Arch. Med. et Chir. **5** (1936). Z.org. Chir. **81**, 471.

Roberts, S. M.: Acromio-clavicular dislocation. Amer. J. Surg. **23** (1934).

Rost: Die Behandlung der Luxatio acromialis claviculae. Dtsch. med. Wschr. **1933 I**, 608.

Rostock, H.: Zit. nach Sommer, König-Magnus: Handbuch der Unfallheilkunde, Kap. Obere Extremität. Stuttgart: Ferdinand Enke 1934.

De Rougement et Polloson: Sur le role de l'articulation acromio-claviculaire dans les séquelles des traumatismes de l'épaule. Lyon Chir. **32**, 754 (1935). Z. orthop. Chir. **66**, 66 (1937).

Rouvière, H.: Sur la signification du ligament coraco-claviculaire interne. Ann. d'Anat. path. **3** (1926).

Scheel, G.: Die Acromio-Clavicularluxation. Diss. Berlin 1937.

Schneider, Ch.: Acromioclavicular dislocation: autoplastic reconstruction. J. Bone Surg. **15** (1933).

Schoen, H.: Zur Darstellung der vollständigen Luxation im seitlichen Schlüsselbeingelenk. Röntgenprax. **1938**, H. 3.
— Zur Technik der axialen Schulterfernaufnahme. Röntgenprax. **1935**, H. 4.

Schröder, E.: Die Luxationen im seitlichen Schlüsselbeingelenk. Diss. Düsseldorf 1937.

Shaar, C. M.: Upward dislocation of acromial end of clavicle. J. amer. med. Assoc. **92** (1929).

Smirnow, S.: Zur Behandlung der supraakromialen Verrenkung des Schlüsselbeins. Arb. Med. Inst. Tornsk (russ.) **1935**, 14—19. Z.org. Chir. **78**, 315.

Sommer, R.: Die traumatischen Verrenkungen der Gelenke. Neue deutsche Chirurgie, Bd. 41. 1928.
— König-Magnus: Handbuch der gesamten Unfallheilkunde. Kap. Obere Extremität. Stuttgart: Ferdinand Enke 1934.

Steinmann, F. R.: Einige neue Operationen an den Ober- und Unterextremitäten. 11. Verslg Schweiz. Ges. Chir. Basel 1924.
— Einige neue Operationen an oberer und unterer Extremität. Schweiz. med. Wschr. **1925 I**, 470.

Sváb, V.: Posttraumatische Ossifikation der Coracoclavicularbänder. Fortschr. Röntgenstr. **55**, 366 (1937).

Thiel, E.: Die Luxatio acromio-clavicularis. Diss. Rostock 1937.

Thomson, W.: Zur Erkennung der Bewegungseinschränkungen in den Schultergelenken. Münch. med. Wschr. **1937 II**, 1801.

Traum, E.: Beitrag zur doppelseitigen symmetrischen Luxation der Clavicula nach Trauma. Chirurg **1**, 360 (1929).

Trynin, A. H.: Conservative treatment for complete dislocation of the acromioclavicular joint. J. Bone Surg. **16** (1934).

Tzovaru et Juvara: Luxation acromio-claviculaire avec fracture de l'éxtremité externe de la clavicule. Rev. de Chir. **40** (1934).

Usadel, G.: Die Belastungsprüfung des Schultergelenks (Articulatio acromio-clavicularis), ein Untersuchungsverfahren zur Feststellung des Grades der Schultereckgelenkverrenkung. Chirurg **1940**, H. 10.

— Zur Behandlung der Luxatio claviculae supraacromialis. Arch. klin. Chir. **1940** (Kongreßbd.).

— Erwiderung zu der Stellungnahme von Schoen zur „Belastungsprüfung des Schultereckgelenks". Chirurg **1940**.

Valentini, R. B.: Un nuove metodo die sindesmopessia nella lussazione esterna della clavicola. (Eine neue Methode der Gelenkbefestigung bei äußerer Luxation des Schlüsselbeins. Policlinico, sez. chir. **36**, 117—125 (1929). Z.org. Chir. **46**, 550.

Vidlicka, J.: Akromiale Luxation der Clavicula. Čas. lék. česk. **1933**, 1653. Z.org. Chir. **66**, 251.

Wakeley, C. P. G.: Stabilisation of the acromioclavicular joint. Lancet **1935 II**, 708.

Watkins, J. T.: An operation for the relief of acromioclavicular luxations. J. Bone Surg. **7**, 790—792 (1925). Z.org. Chir. **33**, 622.

Wirz: Über einen Fall von Arthrodese im Acromio-Claviculargelenk. Berl. klin. Wschr. **1889 I**, 922.

Wunderlich, H.: Arzt u. Sport **12** (1936).

Wunsch, S.: Luxationen und Distorsionen im Akromioclaviculargelenk. Chirurgija (russ.) **72**, 106—118 (1937). Z.org. Chir. **89**, 329.

I. Einleitung mit geschichtlichem Überblick.

Die Verrenkung im Schultereckgelenk[1] mit Kopfwärtsverlagerung des Schlüsselbeins (Luxatio claviculae supraacromialis[2]) ist die häufigste und daher die praktisch wichtigste Schlüsselbeinverrenkung. Da gehäuft auftretende Erscheinungen die menschliche Aufmerksamkeit stärker und früher in Anspruch nehmen als seltener auftretende, ist es nicht verwunderlich, daß diese Verrenkung die Blicke der Ärzte wesentlich früher auf sich zog als die anderen heute bekannten Verrenkungsformen der Schlüsselbeingelenke.

Hippokrates beschreibt die Luxatio claviculae supraacromialis als erster. Er warnt vor ihrer Verwechslung mit der Oberarmverrenkung und empfiehlt zur Behandlung die Anlegung eines Bindenverbandes, der unter guter Polsterung des vorspringenden Schlüsselbeinteils mit Kompressen und Wachspflastern diesen nach abwärts, den gleichseitigen, an den Rippen befestigten Arm dagegen nach aufwärts drängt. „Auf diese Weise läßt sich der Verletzungsschmerz innerhalb weniger Tage beseitigen. Als Enderfolg bleibt zwar stets eine Knochenhervorragung bestehen, die Schulter leidet sonst aber keinen dauernden Schaden."

Galen verwendet für die Behandlung dieser Verrenkung einen nach ähnlichen Grundsätzen sehr straff angelegten Verband. „Er erträgt ihn zur Beseitigung der eigenen Schultereckverrenkung bis zum Kaltwerden des Armes, der zur Wiedererwärmung trotz heißer Außentemperatur mit warmem Öl übergossen werden muß" (Bardenheuer).

Die *Brustschlüsselbeinverrenkung* findet erst 1000 Jahre nach Hippokrates bei Paul von Ägina — und zwar zunächst rein hypothetisch — Erwähnung.

---

[1] Die Luxatio claviculae acromialis wird hier mit dem kürzeren deutschen Ausdruck „Schultereckverrenkung" bezeichnet.

[2] Daß die eingebürgerte lateinische Benennung der Verrenkung als „Luxation des *Schlüsselbeins*" streng genommen unrichtig ist, betonte schon A. L. Richter 1833. Denn da die Verrenkungen im allgemeinen nach dem distal gelegenen Gliedabschnitt ihren Namen erhalten, müßte man eigentlich von einer Luxation des Schulterblattes gegen das Schlüsselbein sprechen.

P. VON ÄGINA hält die Verbindung zwischen Brust- und Schlüsselbein für so innig, daß er an ein Auseinanderweichen dieser Knochen nicht glaubt. Komme es trotzdem einmal dazu, so sei wie bei einem Schlüsselbein*bruch* zu behandeln. Auch AMBROISE PARÉ (Mitte des 16. Jahrhunderts) streift diese Verrenkung nur mit einer kurzen Bemerkung, scheint sie aber selbst nicht beobachtet zu haben.

Über die erste am Menschen festgestellte Brustschlüsselbeinverrenkung (praesternal) berichtet der englische Arzt RICHARD WISEMAN im 17. Jahrhundert, also 1000 Jahre, nachdem man diese Verrenkungsmöglichkeit zuerst theoretisch erwogen hatte, und gar erst 2000 Jahre nach der Entdeckung der Schwesterverrenkung am *äußeren* Schlüsselbeinende.

Bald darauf beschreibt JEAN LOUIS PETIT in seinem 1723 erschienenen Lehrbuch die Verrenkung des sternalen Schlüsselbeinendes nach *vorn*, nach *hinten* und nach *oben*.

In Deutschland anerkennt A. L. RICHTER noch 1833 von den sternalen Verrenkungen des Schlüsselbeins nur die nach *vorn* und die nach *außen*. Die zwei anderen, den Franzosen längst bekannten Verlagerungsformen bestreitet er aus seinen anatomischen Vorstellungen heraus.

MALGAIGNE indessen berichtet 1855 über 42 Brustschlüsselbeinverrenkungen (25 praesternale, 12 retrosternale und 5 suprasternale). Überhaupt hat MALGAIGNE, auf den Schriften PETITs und BOYERs aufbauend, mit seinem Werk „Traité des fractures et des luxations" (1855) den Grund für alle späteren Bearbeitungen dieses Gebietes gelegt. Seine klaren und gründlichen Ausführungen über die Entstehung, die Erkennung, die Prognose und großenteils auch über die Behandlung der Schlüsselbeinverrenkungen haben noch heute fast unverändert ihre Gültigkeit.

Spätere Arbeiten (HAMILTON, GURLT, KRÖNLEIN, BARDENHEUER, HOFFA, ELLENBROEK, TYCHOW, PRAHL) bauen MALGAIGNEs Werk aus, fügen ihm neue kasuistische, statistische, therapeutische Beiträge hinzu, kommen aber in allen wesentlichen Punkten zu einer Bestätigung seiner Feststellungen.

Einen *Markstein* in der Behandlungsgeschichte der Schlüsselbeinverrenkungen und insbesondere der Schultereckverrenkungen bedeutet die Einführung der *operativen Einrichtung*, die, schon in der voraseptischen Zeit von einzelnen (COOPER 1861, KÖNIG 1874, BAUM 1886) empfohlen und versucht, seit der Jahrhundertwende auf breiterer Basis angewendet wird. Hatte man sich bis dahin resignierend mit den äußerst mäßigen und unberechenbaren Erfolgen einer unzulänglichen Verbändebehandlung zufrieden gegeben, so brachte die blutige Einrichtung mit ihren kosmetisch meist günstigen Ergebnissen einen frischen Zug in dies lange Zeit stagnierende Gebiet der Chirurgie. Man fing wieder an, sich ernsthaft um die zeitweise für unmöglich gehaltene Idealheilung der Verrenkung zu bemühen. Diese Bemühungen zeitigten schöne Erfolge auf operativem wie auf konservativem Wege.

Als RENÉ SOMMER im Jahre 1927 in seiner Sammelstatistik seine Erhebungen an 287 Schlüsselbeinverrenkungen, einem bis dahin in solcher Größe nicht gekannten Krankenkreis, anstellte, war die Zeit zu einem abschließenden Urteil über die Leistungen der operativen Einrichtung noch nicht reif. SOMMER führt die zahlreichen, an Einzelfällen ausgeführten Operationsverfahren berichterstattend an, ohne sie im einzelnen einer Sichtung zu unterziehen. Er bekennt sich grundsätzlich zur operativen Behandlung, weil „sie allein nur ziemlich sichere und ideale Resultate gewährleistet". Er hebt die guten funktionellen und kosmetischen Erfolge und die Kürze der Behandlungsdauer der operativen Einrichtung lobend hervor.

Seitdem ist eine große Reihe weiterer Mitteilungen erschienen, die diese begeisterten Hoffnungen für viele Operationen einschränkt. Andererseits mehren sich die Anhänger unblutiger Einrichtungsverfahren, seit man konservative Maßnahmen kennt, die, ohne die Kranken zu quälen oder zu gefährden, und ohne unerwünschte Gelenkversteifungen zu hinterlassen, die einwandfreie Heilung der Verrenkung ermöglichen.

Zudem macht sich seit dem Weltkrieg und besonders in den letzten Jahren eine stetige Zunahme der Schultereckverrenkungen bemerkbar. Das kommt darin zum Ausdruck, daß sowohl die Zahl der einschlägigen Veröffentlichungen wie auch die Zahlen der diesen Mitteilungen zugrunde gelegten Krankheitsfälle stetig anwachsen. An der Heidelberger Klinik hat sich z. B. der jährliche Anfall an Schultereckverrenkungen seit der Nachkriegszeit fast verdreifacht (1919 bis 1926 jährlich 2,4 Fälle, 1927—1939 jährlich 6,5 Fälle).

Die hieraus ersichtliche wachsende praktische Bedeutung dieser Verrenkung und die Verschiedenheit der zahlreichen, im Schrifttum vertretenen Behandlungsvorschläge lassen eine klärende Neubearbeitung dieses Gebietes berechtigt erscheinen.

Merkwürdigerweise hat die Einführung der *Röntgenstrahlen* auf die Erkennung der Schlüsselbeinverrenkungen und auf die Anzeigestellung zu ihrer Beseitigung keinen so bemerkenswerten Einfluß ausgeübt, wie das bei Verrenkungen anderer Gelenke der Fall ist. Wie zu MALGAIGNEs Zeiten sucht man die Verrenkung meist allein aus dem klinischen Bild zu erkennen. Man bedient sich heute freilich der Röntgenuntersuchung, aber mehr der Vollständigkeit halber, ohne besonderen Wert auf ihre Ergebnisse zu legen. Einzelne Stimmen (z. B. MANNHEIM, KRENN, DILLEHUNT) machen auf projektionsbedingte Fehlerquellen bei der Beurteilung der gewonnenen Bilder aufmerksam. An einer großen Zahl nachuntersuchter Schultereckverrenkungen habe ich den Eindruck gewonnen, daß man sich durch den Verzicht auf die Ergebnisse der Röntgenuntersuchung eines zuverlässigen Erkennungs- und Beurteilungsmittels begibt. Über meine Bestrebungen, durch Normung der Aufnahmetechnik zu einer eindeutigen und bleibenden Beurteilung der Art und des Grades der Verrenkung und zu einer zuverlässigen Nachprüfung der Behandlungsergebnisse zu kommen, wird hier berichtet[1].

II. Die normale und die durch Schlüsselbeingelenkverletzungen gestörte Anatomie und Bewegungsmechanik des Schultergürtels.

Das Schlüsselbein ist als wichtiges Stütz- und Bindeglied zwischen den Rumpf und das mit dem Arm gelenkig verbundene Schulterblatt eingeschaltet. Man kann der Schilderung seiner Aufgaben nicht gerecht werden, ohne die ganze mechanisch-funktionelle Einheit „Schultergürtel-Arm" zu betrachten.

Das Ziel, dem Arm eine möglichst große und vielseitige Kraftentfaltung bei möglichst freier Beweglichkeit zu gewährleisten, wird durch den Aufbau des Schultergürtels und durch die Art seiner Befestigung am Brustkorb in vollkommener Weise erreicht.

---

[1] Siehe auch G. USADEL: Chirurg **1940**.

Beim Vierfüßler besteht die Hauptaufgabe der Obergliedmasse im „Stützen" und „Abfangen" des von den Hinterbeinen als den eigentlich aktiven Bewegungsorganen vorwärts geschnellten Körpers. Die freie Obergliedmasse wird demgemäß überwiegend auf Druck- und Tragfestigkeit beansprucht. Das Schlüsselbein hat, wenn es nicht überhaupt fehlt, wie z. B. beim Pferd und beim Rind, eine weniger wichtige Aufgabe als beim Menschen. Es wirkt dem nach außen und rückenwärts gerichteten Ausweichen des Schulterblattes entgegen, unterliegt also einer fast ausschließlichen *Zug*beanspruchung. Den phylogenetisch höher stehenden Lebewesen erwachsen mit dem Auftreten des aufrechten Ganges für die Benutzung ihrer Obergliedmassen ganz andere und bedeutend vielseitigere Aufgaben. Hier ist der Arm in erster Linie *Greiforgan,* dessen Bewegungsfreiheit und dessen hebende und beugende Kraft ungleich wichtiger sind, als seine für den Menschen unphysiologische Beanspruchung auf Druck- und Tragfestigkeit. Im Rahmen dieser Gesamttätigkeit der Obergliedmasse ergeben sich auch für das Schlüsselbein höhere Leistungen als beim Vierfüßler.

Beim Menschen liegen das Schlüsselbein und das Schulterblatt der vorderen bzw. der hinteren Brustwand tangential an, um sich einige Zentimeter lateral von der seitlichen Brustwand im Schultereckgelenk unter einem spitzen Winkel zu begegnen. Gleich caudal vom Schultereckgelenk liegt — ebenfalls einige Zentimeter von der seitlichen Brustwand entfernt — die Pfanne des großen Schultergelenkes. Diese Anordnung der Schultergelenkpfanne an einem entfernt vom Rumpf liegenden Punkt bedingt zusammen mit der vielseitigen und ausgiebigen Eigenbeweglichkeit des Schultergürtels die große *Bewegungsfreiheit* des menschlichen Armes. Die erforderliche *Kraftbeanspruchbarkeit* des Armes wird durch eine seinen Zug- und Druckkräften gewachsene Verstrebung und Verspannung am Brustkorb gewährleistet. Die ganze Einheit Schultergürtel-Arm ist in sich beweglich, beim körperlich tätigen Menschen in dauerndem Spiel.

Das Schulterblatt bringt durch seine auf der Brustwandoberfläche in kraniocaudaler, in dorsoanteriorer und in vielen Zwischenrichtungen *gleitenden Bewegungen* und durch seine in verschiedenen Eigenachsen möglichen *Kippbewegungen* das Schultergelenk in die jeweils zweckmäßige Stellung, die dem Arm seine vielseitigen Bewegungen und Kraftentfaltungen ermöglicht. BRAUS vergleicht das ganze System sehr treffend mit einem Laufkrahn. Hierbei dient das Schlüsselbein dem Schulterblatt als *Strebepfeiler,* der in der Längsrichtung ungleich mehr auf Druck als auf Zug beansprucht wird.

Gestalt und Feinaufbau des Schlüsselbeins verraten seine Hauptleistung als Strebepfeiler. Die Kraftlinien dieses je nach derBrustkorbform mehr oder minder stark s-förmig gebogenen Knochens verlaufen ausgesprochen in seiner Längsrichtung. Seine medial gelegene, nach vorn konvexe Krümmung ist durch die Anpassung an die vordere Brustwandwölbung bedingt. Sie zieht die laterale, nach hinten konvexe Krümmung als notwendigen Ausgleich nach sich. Durch die S-Form des Schlüsselbeins erfährt das Bewegungsausmaß des Schultergürtels besonders beim Rückwärtsführen des Armes eine Steigerung.

Das Schulterblatt ruht mit dem Schulterdach (Akromion) auf dem äußeren Schlüsselbeinende wie ein Spitzzelt auf seinem Mittelpfeiler. Die radiär herantretenden Kopf-, Hals- und Rumpfmuskeln (Mm. Latiss. dorsi, Pect. maj. et min., Rhomb., Levat. scap., Serrat. ant., Trapez.) vervollständigen das Zeltdach und sorgen für die feste Verspannung des Ganzen. Durch die gelenkige Verbindung des Schlüsselbeins mit dem Schulterblatt, durch die bewegliche Anheftung dieses Knochens am Brustkorb und durch die kontraktile Eigenschaft der verspannenden Muskeln werden die vielfachen Schräg- und Kippstellungen des Zelts und der nahe seiner Spitze gelegenen Schultergelenkpfanne ermöglicht. *Fest* bleiben bei diesen Bewegungen nur die peripheren Verankerungspunkte der verspannenden Muskeln. Das Zeltdach (Schulterblatt mit

Muskelmantel) und der Mittelpfeiler (Schlüsselbein) machen die mannigfachen Bewegungen mit. Das Schlüsselbein bewegt sich nach Art eines Exzenters. Sein minder bewegter Fußpunkt liegt im Brustschlüsselbeingelenk, sein stärkst bewegter Endpunkt im Schultereckgelenk. Die Bewegungsbahn des Schlüsselbeins gleicht einem auf der Spitze stehenden Kegel mit einem Bewegungsraum von 55⁰ nach kranial, von 30⁰ nach vorn und hinten und von nur 5⁰ nach caudal (LANZ-WACHSMUTH).

Die *Bewegungen des Schlüsselbeins* kommen weniger durch die an ihm selbst ansetzenden Muskeln als vielmehr durch die am Schulterblatt angreifenden und durch die die Schulter überbrückenden Rumpf-Armmuskeln zustande. Dem *Kopfnicker* dient das mediale Schlüsselbeinende als Festpunkt zur Ausführung von Kopfbewegungen und bei festgestelltem Kopf als Kraftüberträger beim Heben der vorderen Brustwand. Dieser Muskel bewirkt bei Brüchen und Verrenkungen des Schlüsselbeins die kennzeichnenden krankhaften Knochenverlagerungen, auf die später näher eingegangen wird. Der *M. subclavius* verspannt das Schlüsselbein gegen die erste Rippe und unterstützt durch seinen medial gerichteten Längszug auf das Schlüsselbein die Wirkung der Brustschlüsselbeingelenkbänder. Zuweilen zieht ein Aponeurosenstrang von diesem Muskel zum Rabenschnabelfortsatz und verstärkt die Bandverbindung zwischen Schlüsselbein und Rabenschnabel.

Die *Gelenke* des Schlüsselbeins sind zwar ihrer Funktion nach Kugelgelenke mit beschränkter Bewegungsfreiheit. Anatomisch fehlen ihnen jedoch die knöchernen Schutzvorrichtungen des echten Kugelgelenkes. Denn Kopf und Pfanne sind sehr unvollkommen und nur in Andeutungen ausgebildet. Die knöchernen Gelenkflächen sind klein und flach und den zugehörigen Nachbargelenkflächen wenig angepaßt. Ihr Knorpelbelag und die sehr unterschiedlich ausgebildeten, oft ganz fehlenden Zwischenbandscheiben (Disci) gleichen die geringe Paßform weitgehend aus. Disci finden sich im Brustschlüsselbeingelenk fast regelmäßig, im Schultereckgelenk dagegen seltener in voller Ausbildung.

Die die Gelenkkapseln verstärkenden Bändern sind — besonders am Schultereckgelenk — außerordentlich kräftig. Nach FESSLER zerreißt z. B. das Lig. coracoacromiale bei einer Belastung von 40 kg, das Lig. coracoclaviculare, das stärkste Band dieser Gegend, sogar erst bei einer Belastung von 80 kg.

Im einzelnen wird die an sich schon kräftige *Brustschlüsselbeingelenkkapsel* durch das Lig. sternoclav. ant. und post., durch das Lig. costoclaviculare und durch das meist sehr schwache Lig. interclav. verstärkt. Die drei ersten Bänder sind sehr kräftig und wirken einem Ausweichen des Schlüsselbeinköpfchens nach vorn, nach hinten und oben entgegen. Die kapselentlastende Unterstützung durch den M. subclavius wurde bereits erwähnt.

Das *Schultereckgelenk* erhält seine stärkste Verankerung durch das kurze, äußerst starke Lig. coracoclav. das sich aus dem Lig. conoid. und dem Lig. trapezoid. zusammensetzt und zuweilen durch den oben erwähnten Aponeurosenstreifen des M. subclavius verstärkt wird. Die eigentlichen Kapselbänder, das Lig. acromioclav. sup. und inf. überbrücken den Gelenkspalt (Abb. 1).

Wird nun der Strebepfeiler des Schulterblattes, das Schlüsselbein durch einen Bruch oder eine Verrenkung tragunfähig, so verliert das Schulterblatt seinen wichtigsten Stütz- und Drehpunkt. Als Folgen stellen sich eine Verlagerung und eine Bewegungsänderung und -behinderung des Schulterblattes ein, die ihrerseits wieder eine Leistungsstörung des Armes im Schultergelenk bedingen. Im einzelnen kippt das Schulterblatt nach vorne unten ab und verläßt seine regelrechte Gleitbahn auf der äußeren Brustwand. Es verliert weiter die Fähigkeit, die Öffnung der Schultergelenkpfanne in die normal möglichen Richtungen des Raumes zu drehen. Besonders gestört ist ihr Blick nach oben. Das Schultergelenk nähert sich der Brustwand und sinkt der Schwere des vom Schlüsselbein nicht mehr getragenen Armes folgend nach abwärts. Die Schulter erscheint verschmälert, der Arm verlängert (Abb. 2). EHALT und BÖHLER sahen bei der Schultereckverrenkung auch eine Verlagerung des Schulterblattes nach außen (Abb. 3). Die Ansatzpunkte der Verspannungsmuskeln werden verlagert. Die von vorn und unten angreifenden Muskeln erfahren eine Verkürzung, also eine Annäherung ihrer Ursprungs- und Ansatzpunkte aneinander, die von hinten und oben her angreifenden Muskeln dagegen eine Verlängerung der zwischen Ursprung und Ansatz liegenden Strecke.

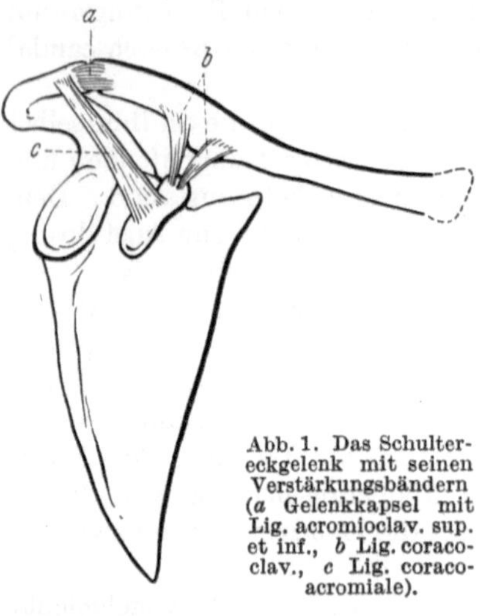

Abb. 1. Das Schultereckgelenk mit seinen Verstärkungsbändern (*a* Gelenkkapsel mit Lig. acromioclav. sup. et inf., *b* Lig. coracoclav., *c* Lig. coracoacromiale).

Alle diese Veränderungen können gemeinsam zu Leistungsstörungen der Obergliedmasse führen, die sich am deutlichsten bei solchen Bewegungen des

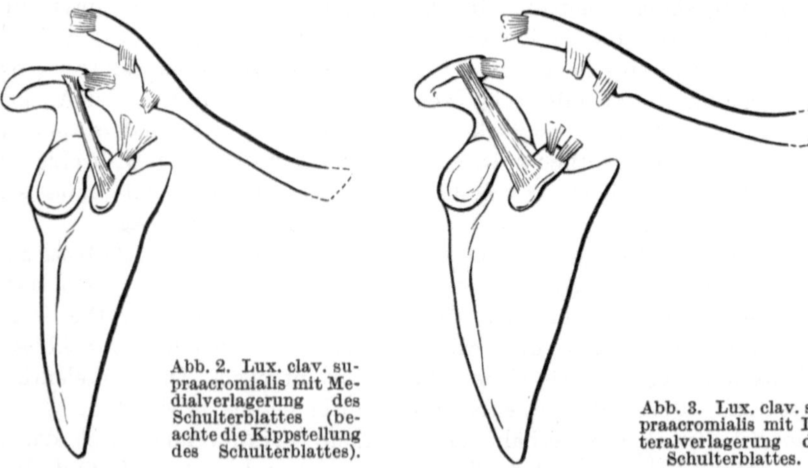

Abb. 2. Lux. clav. supraacromialis mit Medialverlagerung des Schulterblattes (beachte die Kippstellung des Schulterblattes).

Abb. 3. Lux. clav. supraacromialis mit Lateralverlagerung des Schulterblattes.

Oberarmes bemerkbar machen, die ein „Mitgehen" des Schulterblattes z. B. beim Erheben des Armes über die Waagerechte hinaus verlangen. Zu schweren derartigen Störungen führen besonders die Verrenkungen im Schultereckgelenk, weniger die Brustschlüsselbeinverrenkungen, die infolge der geschützten Lage dieses Gelenkes an sich schon seltener vorkommen als die ersteren.

Ohne Behandlung bleibt die durch die Verletzung eingetretene Knochenverlagerung bestehen. Sie kann sich mit der Zeit durch Narbenzug verringern.

Es kann auch unter Anheilung der verlagerten Gebilde an falscher Stelle allmählich zur Leistungsanpassung an die veränderten anatomischen Verhältnisse und zur fast vollwertigen und beschwerdelosen Ersatzleistung kommen. Andererseits können unter bestimmten Voraussetzungen zeitlebens Störungen bestehen bleiben, die die Arbeitskraft des Betroffenen durch Leistungsbehinderung und Schmerzen bis zu hohen Graden beeinträchtigen können. Im Gefolge der mit den Verrenkungen einhergehenden Bänderzerreißungen kommt es — besonders häufig im Bereich der zerrissenen Ligamenta coracoclavicularia — gern zu Verkalkungen und Verknöcherungen. SVAB hat in letzter Zeit wieder auf sie aufmerksam gemacht. Im allgemeinen verursachen diese Verkalkungen keine subjektiven Störungen. Nur BARALDI beschreibt einen Fall, in dem sie heftige Dauerschmerzen hervorriefen, die nach operativer Entfernung der verkalkten Bänder verschwanden.

III. Begriffsbestimmung und Einteilung der Schlüsselbeingelenkverletzungen.

Mit dem Ausdruck „Verrenkung" bezeichnet man die widerrechtliche und unnatürliche Verlagerung zweier gelenkig verbundener Nachbarknochen gegeneinander mit dem Erfolg, daß die Gelenkflächen einander nicht mehr ordnungsgemäß gegenüberstehen. Die traumatischen, durch Unfall entstandenen Verrenkungen, von denen hier die Rede ist, sind stes von einer Zerreißung der zugehörigen Gelenkkapsel und ihrer Verstärkungsbänder begleitet.

Eine Verrenkung kann *vollständig* (Luxation) oder unvollständig (Subluxation) sein. Bei der *vollständigen Verrenkung* ist der gelenkige Zusammenhang zwischen den Nachbarknochen *völlig* aufgehoben. Die Gelenkpfanne ist leer. Die Gelenkflächen berühren einander nicht mehr. Bei der *unvollständigen Verrenkung* ist der gelenkige Zusammenhang zwischen den Nachbarknochen *nur teilweise* aufgehoben. Die Gelenkflächen berühren einander noch zum Teil, sind aber gegeneinander mehr oder weniger weitgehend in abnormer Weise verlagert.

Die *vollständige Schlüsselbeinverrenkung* ist dann gegeben, wenn die getrennten Knochen mindestens um eine Schlüsselbeinbreite auseinandergewichen sind. Im klinischen Bild kennzeichnet sich dieser Zustand meist durch eine entsprechend hohe sicht- und tastbare Stufe an der Stelle des verlagerten Schlüsselbeinteils oder — z. B. bei retrosternalen Schlüsselbeinverrenkungen — durch eine entsprechende Eindellung an der Stelle der leeren Gelenkpfanne.

Die *unvollständige Schlüsselbeinverrenkung* zeigt ein Auseinanderweichen der verlagerten Knochen um weniger als eine Schlüsselbeinbreite. Klinisch ist auch hier meist eine deutliche Stufe oder Eindellung sicht- und tastbar, vorausgesetzt, daß die Dicke des Fettpolsters oder die Ausdehnung des Blutergusses sie nicht verdecken.

Bei der *Verstauchung, Prellung* oder *Bänderzerrung* (Distorsion) der *Schlüsselbeingelenke* schließlich ist der gelenkige Zusammenhang zwischen den Nachbarknochen gewahrt. Der Gelenkspalt kann sich bei Vergleich mit der gesunden Seite als verbreitert erweisen und einen Erguß enthalten, was klinisch und röntgenographisch feststellbar ist. Ein Höhenunterschied zwischen den gestauchten Knochen besteht nicht.

Folgende Verrenkungsarten kommen an den Gelenken des Schlüsselbeins vor:

A. Verrenkungen im Akromioclaviculargelenk (Schultereckgelenk).

1. *Die Luxatio claviculae supraacromialis* (Schultereckverrenkung mit Verlagerung des Schlüsselbeins nach oben).

2. *Die Luxatio claviculae supraspinata* (Schultereckverrenkung mit Verlagerung des Schlüsselbeins nach oben und hinten). Hierbei ist das äußere Schlüsselbeinende unter Durchbohrung des M. trapezius rück-aufwärts über die Schulterblattgräte getreten.

3. *Die Luxatio claviculae subacromialis* (Schultereckverrenkung mit Verlagerung des Schlüsselbeins nach unten). Das äußere Schlüsselbeinende ist abwärts unter das Schulterdach (Akromion) getreten.

4. *Die Luxatio claviculae subcoracoidea* (Schultereckverrenkung mit Verlagerung des Schlüsselbeins nach vorn und unten). Das äußere Schlüsselbeinende ist vor-abwärts unter den Rabenschnabelfortsatz getreten.

B. Die Verrenkungen im Sternoclaviculargelenk (Brustschlüsselbeingelenk).

1. *Die Luxatio claviculae praesternalis* (Brustschlüsselbeinverrenkung mit Verlagerung des Schlüsselbeins nach vorn).

2. *Die Luxatio claviculae suprasternalis* (Brustschlüsselbeinverrenkung mit Verlagerung des Schlüsselbeins nach oben), wobei das innere Schlüsselbeinende meist auch etwas *vor* das Brustbein verlagert ist.

3. *Die Luxatio claviculae retrosternalis* (Brustschlüsselbeinverrenkung mit Verlagerung des Schlüsselbeins nach hinten). Das innere (mediale) Schlüsselbeinende ist hinter das Brustbeinniveau getreten und übt auf die Halseingeweide einen schädigenden Druck aus.

C. Die gleichzeitigen Verrenkungen mehrerer Schlüsselbeingelenke.

1. *Die Totalluxation des Schlüsselbeins* (Verrenkung *eines* Schlüsselbeins in beiden Gelenken).

2. *Die beidseitige Schlüsselbeinverrenkung kann sein:*

a) symmetrisch: am rechten und am linken Schlüsselbein sind Verrenkungen im Brustschlüsselbeingelenk oder im Schultereckgelenk vorhanden, oder

b) asymmetrisch: am rechten Schlüsselbein besteht eine Brustschlüsselbeinverrenkung, am linken eine Schultereckverrenkung oder umgekehrt.

IV. Häufigkeit und Zunahme der Schultereckverrenkung im Vergleich mit der Brustschlüsselbeinverrenkung und den gesamten Knochen-Gelenkverletzungen.

In den 13 Jahren von 1927—1939 wurden an der Heidelberger Chirurgischen Klinik 129 stumpfe Verletzungen der Schlüsselbeingelenke (Luxationen, Subluxationen und Distorsionen[1] beobachtet. Ihre Aufteilung nach Sitz und Grad zeigt Abb. 4. Aus der Abb. 4 ist ersichtlich, daß unter den Heidelberger Verletzten die Zahlen der *vollständigen* und der *unvollständigen* Verrenkungen beider Schlüsselbeingelenke einander annähernd gleichen. Daß die Zahl der *Prellungen* der Schlüsselbeingelenke so auffallend klein ist, erklärt sich dadurch, daß diese sicher viel häufigeren Verletzungen entweder gar keine ärztliche Hilfe in Anspruch

---

[1] Die Distorsionen, die eigentlich nicht zum engeren Thema dieser Arbeit gehören, wurden mit einbezogen, weil sie bezüglich ihrer Entstehung und ihrer Folgezustände wichtige, den Verrenkungen verwandte Züge zeigen.

nehmen oder unter der Obhut des praktischen Arztes ausheilen, die Klinik also in den seltensten Fällen erreichen.

Das Verhältnis der *Schultereckverrenkungen* zu den *Brustschlüsselbeinverrenkungen* 85:21 gleicht dem von HAMILTON gefundenen (41:9). Die *Schultereckverrenkung* kommt also 4mal so häufig vor wie die des Brustschlüsselbeingelenkes. Ähnliche Verhältniszahlen werden in allen hierauf eingehenden Arbeiten mitgeteilt. Das von SOMMER in seiner Sammelstatistik errechnete Verhältnis von 160:127 steht einzig da.

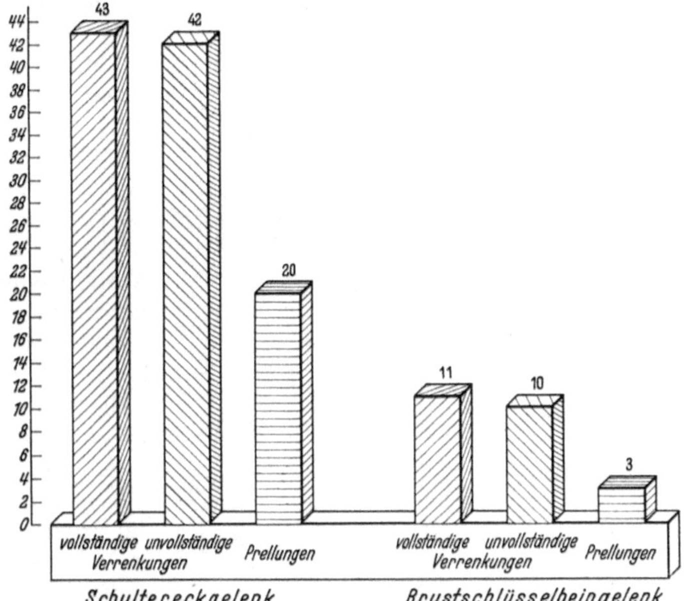

Abb. 4. Erklärung im Text.

Sämtliche *Schultereckverrenkungen* waren supraakromial, gingen also mit einer Verlagerung des Schlüsselbeins nach oben einher. Das bestätigt die aus anderen Zusammenstellungen bekannte Seltenheit der anderen Verlagerungsarten, die praktisch keine Rolle spielen.

Unter den *Brustschlüsselbeinverrenkungen* kamen je eine supra- und eine retrosternale vor. Bei den übrigen war das Schlüsselbein *vor* das Brustbein verlagert.

Das Verhältnis der in den letzten 13 Jahren an der Heidelberger Klinik behandelten Schlüsselbeinbrüche (400) zu den Schlüsselbeinverrenkungen (106) entspricht mit 4:1 dem von KRÖNLEIN errechneten.

Da sich in letzter Zeit die Mitteilungen über große Zahlen von Schlüsselbeinverrenkungen, insbesondere von Schultereckverrenkungen häufen — KRENN fand in 4 Jahren 29 vollständige und unvollständige Schultereckverrenkungen, EHLERT innerhalb von 3 Jahren sogar 104 — erhebt sich die Frage, ob diese Verletzungen tatsächlich häufiger geworden sind oder ob ihre Mehrung einer allgemein zunehmenden Häufigkeit der Knochen-Gelenkverletzungen gleichläuft.

Abb. 5 zeigt die Zahlen der auf je 10000 Krankenzugänge in den Jahresabschnitten 1919/26 (schraffiert), 1927/32 (weiß) und 1933/38 (schwarz)

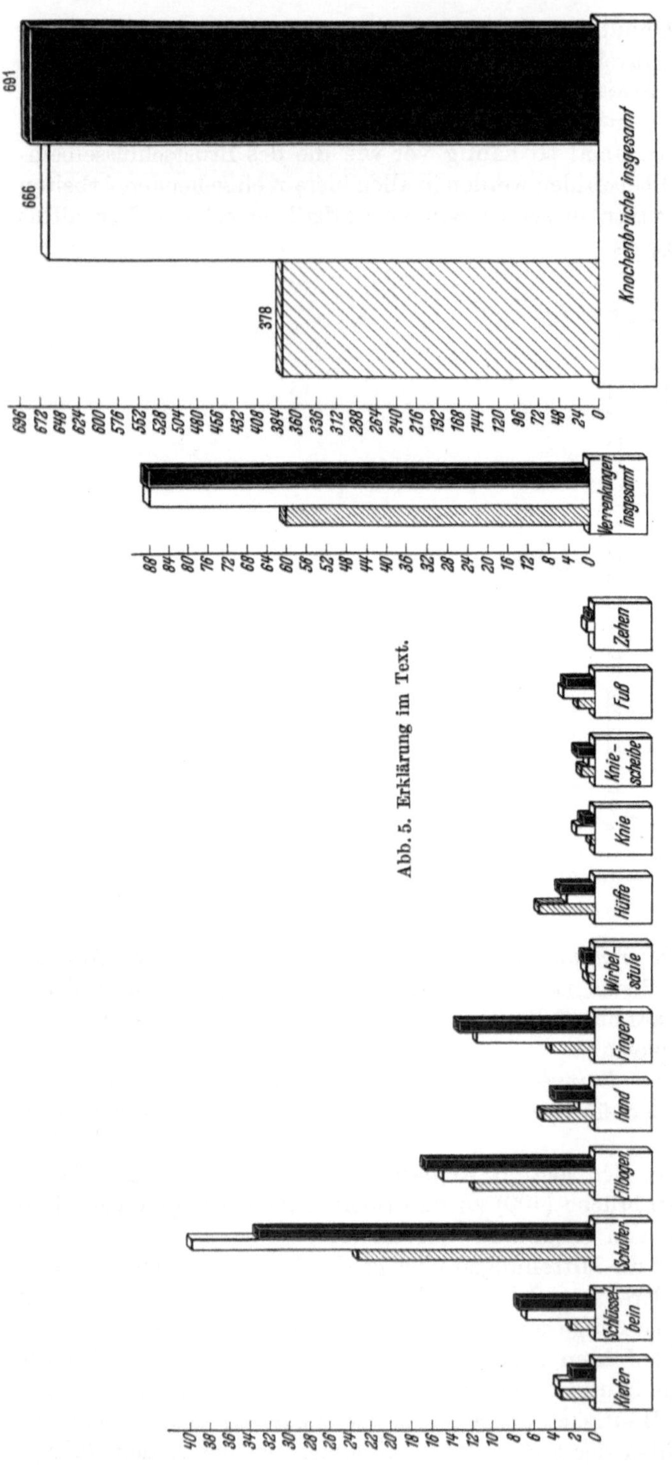

Abb. 5. Erklärung im Text.

entfallenden Verrenkungen der *einzelnen* Gelenke und die ebenfalls auf 10000 Krankenzugänge bezogenen Zahlen der *gesamten Verrenkungen* und der *gesamten Knochenbrüche* in diesen Zeitabschnitten.

Man ersieht aus dieser Zusammenstellung eine allgemeine Zunahme der Knochen-Gelenkverletzungen, die bei den *Knochenbrüchen* in einer annähernden Verdoppelung des Vorkommens ihren Höhepunkt erreicht.

Die *Verrenkungen* haben im zweiten Zeitabschnitt um die Hälfte gegenüber dem ersten zugenommen, um sich im dritten nicht weiter zu vermehren. Eine *stetige Zunahme* zeigt sich an den Gelenken des *Schlüsselbeins*, am *Ellenbogen-*, an den *Fingergelenken* und im Bereich der *Wirbelsäule*. Die *Schulterverrenkungen* haben nach jähem Anstieg auf fast doppelte Höhe im dritten Jahresabschnitt wieder etwas abgenommen, ähnlich wie die Verrenkungen der *Knie-, Fuß-* und *Zehengelenke*. Eine *Abnahme* der Häufigkeit zeigt sich bei den Verrenkungen im *Kiefer-, Hand-* und *Hüftgelenk*.

Eine eingehende Erörterung der *Ursachen* dieser Zunahme der Knochen-Gelenkverletzungen würde hier zu weit führen. Auch erscheint das Krankengut einer einzigen Klinik zur Lösung einer solchen Frage nicht ausreichend. Als auffallend mag nur die Tatsache erwähnt werden, daß sich bei allen Verletzungen, bei denen die Tabelle starke Zunahmen verzeichnet, die größte Spanne zwischen dem Nachkriegsabschnitt und dem Zeitabschnitt bis zur Machtübernahme zeigt, während man erwartet, daß die Belebung der Wirtschaft, des Verkehrs, des Sports und der Neuaufbau der Wehrmacht seit 1933 den größten Verletzungsanstieg im *dritten* Zeitabschnitt bringen müßte.

Weitaus den größten Anteil an der allgemeinen Verrenkungszunahme hat neben der Verrenkung der *Finger* die des *Schlüsselbeins*. Beide haben sich

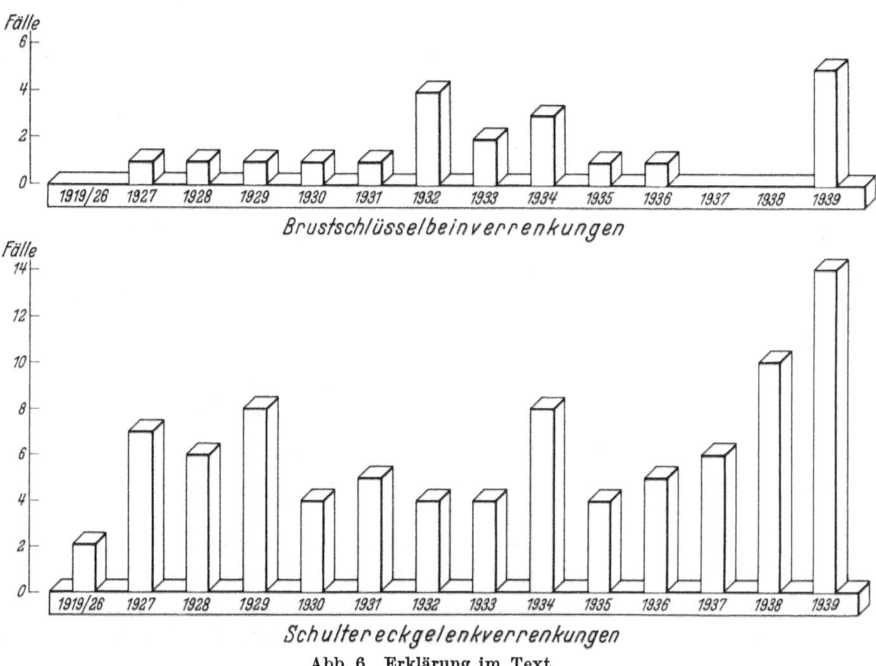

Abb. 6. Erklärung im Text.

verdreifacht. Für das Krankengut der Heidelberger Klinik ist hiermit die absolute und die relative Zunahme der Schlüsselbeinverrenkungen, die man auch aus neuen Mitteilungen anderer Kliniken vermuten kann, erwiesen. Diese Zunahme betrifft, wie Abb. 6 zeigt, hauptsächlich die *Schultereckverrenkung*, weniger die *Brustschlüsselbeinverrenkung*.

Abb. 6 stellt den Jahresdurchschnitt der Nachkriegszeit 1919/26 dem jährlichen Anfall an Schlüsselbeinverrenkungen in den folgenden 13 Jahren gegenüber und zeigt die Verteilung der Schlüsselbeinverrenkungen auf die einzelnen Berichtsjahre.

V. Die Ursachen der Schultereckverrenkung.

Die häufigste Entstehungsart der Schlüsselbeinverrenkung ist die auf *indirektem* Wege durch Gewalteinwirkung auf das äußerste Ende der Schulter. Nur die *seltenen* Verrenkungsformen kommen durch direkte Einwirkung der Unfallgewalt auf das Schlüsselbein selbst zustande, so die Schultereckverrenkung mit Verlagerung des Schlüsselbeins nach abwärts und nach hinten und die retrosternale Brustschlüsselbeinverrenkung.

Die häufigste *Ursache* ist der Sturz auf die Schulter. Durch ihn können die meisten Verrenkungsformen hervorgerufen werden. Die *Schultereckverrenkung* entsteht nach unseren Erhebungen in 89% der Fälle auf diese Art.

Der stürzende Körper, beim Sturz aus der Höhe durch seine Schwerkraft, beim Sturz vom bewegten Fahrzeug durch die Fahrtgeschwindigkeit beschleunigt, wird plötzlich durch ein sich entgegenstellendes Hindernis ausschließlich am Schultereck gebremst und treibt mit seiner noch vorhandenen Bewegungsenergie das Schlüsselbein durch Schub der Rippen kopfwärts hinaus. Die Entstehung der Verrenkung kann durch eine reflektorische Ausweichbewegung des Kopfes nach der entgegengesetzten Seite (ruckartig einsetzender Muskelzug der Schlüsselbeinheber) begünstigt werden (BOYER, DEFRANCESCHI, EHALT u. a.).

Ich hatte Gelegenheit, eine durch reinen Muskelzug entstandene unvollständige Verrenkung zu beobachten: Ein Zimmermann trug mit einem anderen zusammen einen schweren Balken auf der linken Schulter. Der Kamerad versagte. Der Zimmermann bemühte sich durch brüske Rechtsneigung, die doppelte Last zu bewältigen. Bei dieser plötzlichen Anstrengung empfand er einen reißenden Schmerz in der Schulter und sank mit einer linksseitigen Schultereckverrenkung zusammen. Das gleiche Zustandekommen sah CLOQUET bei einem von MALGAIGNE mitgeteilten Falle.

Der *Grad* der Verrenkung hängt von der *Wucht des Aufpralls* ab, ergibt sich also nach der Formel $\frac{m v^2}{2}$ aus dem Produkt des Körpergewichtes mit dem Quadrat seiner Geschwindigkeit. *Kleine* Gewalten führen zu *Prellungen* oder zu *unvollständigen Verrenkungen, große* Gewalten zu *vollständigen Verrenkungen*. Die *Art der Schlüsselbeinverlagerung* (mehr nach vorn oder mehr nach hinten) wird durch das Verhältnis der Sturzrichtung zu der Richtung der bremsenden Gewalt bestimmt.

Eine *seltenere Entstehungsursache der Schultereckverrenkung* ist die unmittelbare *Einwirkung stürzender Lasten auf das Akromion von oben her*. Nur drei der Heidelberger Verletzten, also rund 3%, verdanken einem derartigen Ereignis ihre Verrenkung. Einmal traf eine stürzende Bücherkiste die Schulter von oben her, einmal ein schwerer Baumast, einmal beim Sport die Brustwand eines im Hechtsprung stürzenden Kameraden. THIEL (Bergmannsheil-Bochum) fand unter 13 Schultereckverrenkungen 7 durch Steinfall auf die Schulter entstandene, also über 50%. Das bedeutet, daß unter den im Bergbaubetrieb an sich selten vorkommenden Schultereckverrenkungen (in 9 Berichtsjahren nur 13 Fälle) diese Entstehungsart weitaus häufiger ist als bei den über Tag erworbenen.

Das *Anrennen mit der Schulter gegen einen Widerstand* führt meist nur zur *unvollständigen Verrenkung* oder zur *Prellung* des Schultereckgelenkes: 6 Prellungen, 1 unvollständige und 1 vollständige Verrenkung entstanden durch Zusammenprall zweier Sportler beim Rugby-, Handball- oder Eislaufsport.

Durch *Pressung in der Querachse des Körpers* (Einklemmung zwischen Lastauto und Anhänger) entstand eine unvollständige Verrenkung mit Schlüsselbeinbruch.

Zwei *Totalverrenkungen eines Schlüsselbeins* und zwei *asymmetrische Verrenkungen beider Schlüsselbeine* kamen durch Sturz aus großer Höhe zustande. Über ihren Entstehungsmechanismus ließen sich keine eindeutigen Feststellungen machen.

Die *Entstehungsgelegenheiten* ergeben sich durch *Sport-*, durch *Betriebs-* und durch *Verkehrsunfälle* (Abb. 7). Abb. 7 zeigt die Verteilung der Schlüsselbeingelenkverletzungen auf die einzelnen Unfallarten.

Da die Brustschlüsselbeinverletzungen in allen Säulen etwa gleich stark vertreten sind, können sie bei der Auswertung der feststellbaren Unterschiede zugunsten der hier besonders interessierenden Schultereckverletzungen vernachlässigt werden.

Für das Heidelberger Krankengut also übertrifft der *Verkehrsunfall* in der Erzeugung von Schultereckgelenkverletzungen jede der 2 anderen Unfallarten um etwa die Hälfte. Gleichzeitig ist seine sowohl die *Sport*- als auch die *Betriebs*unfälle übertreffende *Schwere* aus der Aufstellung ersichtlich. Denn vergleicht man die durch die verschiedenen Unfallarten hervorgerufenen Verletzungsgrade miteinander, so ergibt sich eine von den Sport- zu den Verkehrsunfällen *stetig steigende prozentuale Beteiligung der vollständigen Verrenkungen* am Gesamtgut der Verletzungen und eine stetig *sinkende* Beteiligung der *unvollständigen* Verrenkungen und der *Prellungen*.

Zwei Tatsachen erscheinen besonders hervorhebenswert:

1. In die 6 Jahre von *1927—1932* fallen nur 40% der durch *Verkehrsunfälle* verursachten vollständigen Verrenkungen, in die 7 Jahre *nach 1933* aber 60%.

2. Durch *Kraftfahrzeugunfall* wurde bis 1933 nur eine einzige Schultereckverrenkung hervorgerufen, nach 1933 aber 8.

Da die Motorisierung des Verkehrs seit 1933 eine sprunghafte Steigerung erfahren hat, gestatten diese zwei Tatsachen den Rückschluß, daß die Kraftfahrzeugunfälle und unter ihnen besonders die *Kraftradunfälle zu der festgestellten Mehrung der vollständigen Schultereckverrenkungen maßgeblich bei*getragen haben.

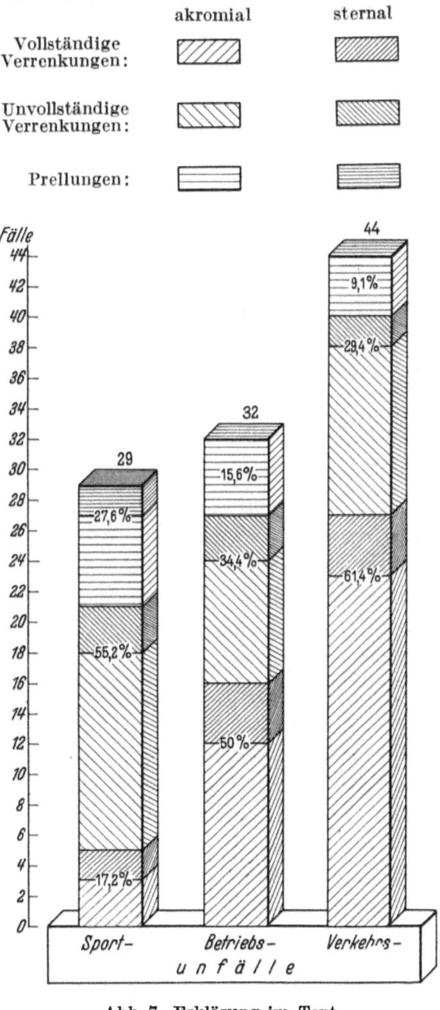

Abb. 7. Erklärung im Text.

Für den Heidelberger Verletztenkreis läßt sich als Ergebnis der aus Abb. 7 abgeleiteten Betrachtungen feststellen:

1. *Sportunfälle* und *Betriebsunfälle* führen etwa gleich häufig zur Schultereckgelenkverletzung, *Verkehrsunfälle* wesentlich häufiger.

2. Die *leichtesten* Schultereckgelenkverletzungen wurden durch *Sport*unfälle, die *schwersten* durch *Verkehrs*unfälle hervorgerufen, unter denen der Sturz vom schnell fahrenden *Kraftrad* mit an erster Stelle steht. Die *Betriebs*unfälle stehen bezüglich ihrer Schwere *in der Mitte*.

Diese Thesen sind ohne weiteres verständlich und auch theoretisch beweisbar, wenn man sich vergegenwärtigt, welche großen Gewalten zur Zerreißung der starken Bänder zwischen Schlüsselbein und Rabenschnabel notwendig sind, deren Zerstörung ja die Vorbedingung zur Entstehung der vollständigen Schultereckverrenkung ist. Solche Gewalten kommen bei sportlicher Betätigung in der Regel nicht vor. (Unter „Sport" ist hier der Rasensport im weiteren Sinne verstanden wie Ringen, Fuß-, Hand-, Raufball, Geländesport, Eislauf, Geräteturnen.) Zu den *schwersten, durch Betriebs*unfälle verursachten Schultereckverrenkungen führte in unserem Verletztenkreis der *Sturz auf die Schulter aus großer Höhe*. Aber selbst eine derartige Unfallgewalt ist meist nicht so schwer wie beispielsweise ein Sturz vom schnell fahrenden Motorrad. Ein 60 kg schwerer Mann, der im 60-km-Tempo aus dem Sattel seines Kraftrades geschleudert wird, erreicht nach dem Gesetz „Wucht $= \dfrac{m\,v^2}{2}$" sein Ziel mit einer Wucht von etwa 8300 mkg. Ähnliche Gewalten werden außer bei Verkehrsunfällen auf der Erde wohl nur beim Sturz aus einem hochfliegenden Flugzeug, bei Abstürzen im Gebirge oder von hohen Türmen erreicht. Selbst beim Sturz von einem 10 m hohen Hausdach hat ein 60 kg schwerer Körper nach dem Gesetz vom freien Fall beim Aufprall am Boden erst eine Wucht von 5886 mkg.

VI. Das klinische Bild der Schultereckverrenkung.

Während bei der *unvollständigen* Schultereckverrenkung nur die Gelenkkapsel und die das Gelenk überbrückenden Ligg. acromioclavicularia zerrissen sind, geht die *vollständige* Verrenkung stets mit einer Zerreißung auch des Lig. coracoclaviculare einher. Das äußere Schlüsselbeinende hat seine Gelenkverbindung mit dem Schulterdach (Akromion) verlassen und wird durch den Zug des Kopfnickers und des Kappenmuskels kopfwärts und mehr oder weniger rück- oder vorwärts verlagert.

Die *vollständige* Schultereckverrenkung mit Kopfwärtsverlagerung des Schlüsselbeins ist meist durch eine groteske Entstellung des Schulterreliefs gekennzeichnet (s. Abb. 8). Die ebenmäßige Schulterrundung ist durch die scharf abgesetzte Stufe des äußeren Schlüsselbeinendes unterbrochen. Die Stufe ist bei Betrachtung von vorn und von hinten her sichtbar und kann verschieden hoch sein. Sie erreicht mindestens die Höhe eines Schlüsselbeindurchmessers, kann aber auch doppelt oder dreifach so hoch sein. Ein starkes Muskel- oder Fettpolster oder ein großer Bluterguß können die Schlüsselbeinstufe verschleiern und kleiner erscheinen lassen, als sie tatsächlich ist. Die Schulter ist, wie man durch vergleichende beidseitige Messung vom Jugulum aus nachweisen kann, verschmälert, der Arm entsprechend der früher beschriebenen Kippstellung des Schulterblattes meist etwas nach vorn medial und abwärts gesunken. Die Verletzten schonen den krankseitigen Arm und unterstützen ihn, indem sie ihn ähnlich wie bei der Oberarmverrenkung im Ellenbogengelenk gebeugt mit der gesunden Hand gegen die Brust drücken. Die *Betastung* erhärtet den durch die Besichtigung erhobenen Befund. Die Stufe ist durch Abtastung des Schlüsselbeins als dessen äußerstes Ende erkennbar. Am Boden der Stufe fühlt man das Schulterdach (Akromion). Sommer weist darauf hin, daß gelegentlich der mediale Deltoideusanteil als scharf gespanntes Band vom äußeren Schlüsselbeinende zum Oberarm ziehend, vorspringen kann. Die zum Klaffen des Schultereckgelenkspaltes (Diastase) führende Schulterblattverlagerung nach außen kommt nach unserer Erfahrung seltener vor als die eben beschriebene. Sie führt zu einer *Verbreiterung* der Schulter. Die *Bewegungen im großen Schultergelenk* können meist frei und fast schmerzlos ausgeführt werden, soweit sie das Schulterblatt nicht beteiligen, soweit sie also nicht zur Erhebung des Armes über die Wagerechte hinaus führen. Erst beim Überschreiten dieser Grenze beginnt die Bewegungshemmung. Sie ist einmal durch Schmerzen bedingt, die bei der jetzt erfolgenden Kantung des Schulterblattes durch Druck und Reibung an der Rißstelle entstehen, und zum anderen durch die Unzulänglichkeit der Muskulatur,

deren Wirkungsmöglichkeit durch die oben beschriebene Verlagerung ihrer Ansatzpunkte herabgesetzt wird.

Die *unvollständige Schultereckverrenkung* unterscheidet sich von der vollständigen im klinischen Bild besonders durch die geringere Höhe der Schlüsselbeinstufe, die die Stärke eines Schlüsselbeindurchmessers nicht erreicht. Außerdem fehlt eine stärkere Verlagerung des Schulterblattes, da durch das Erhaltenbleiben der Rabenschnabelbänder der Zusammenhalt zwischen Schlüsselbein und Schulterblatt nicht wesentlich gestört ist. Dementsprechend ist auch der Leistungsausfall geringer. Das Schlüsselbein „geht" bei Bewegungen des Schulterblattes „mit", was bei der *vollständigen* Verrenkung nicht der Fall ist. *Druckschmerz* an der Verrenkungsstelle besteht bei *beiden* Graden der Verrenkung.

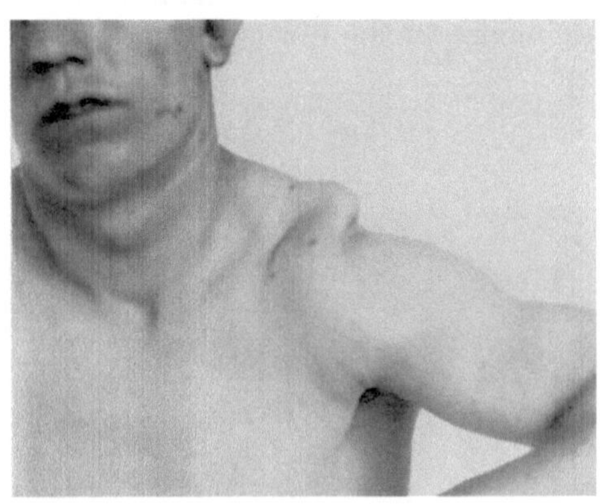

Abb. 8. Frische vollständige Lux. clav. supraacromialis.

VII. Die Belastungsprüfung des Schultereckgelenkes zur Feststellung des Verrenkungsgrades und zur Nachprüfung des Behandlungserfolges.

Die sichere *Bestimmung des Verrenkungsgrades* kann für die Stellung der Behandlungsanzeige frischer und für die Beurteilung des Zustandes *veralteter* Schultereckverrenkungen Wichtigkeit erlangen.

Die gebräuchliche Feststellung des Verrenkungsgrades durch Augenmaßschätzung und durch Messung birgt je nach der Stellung der Einzelgebilde des Schultergürtels zueinander und je nach der Stärke der Schulterweichteile unerträgliche Fehlerquellen in sich. Eine an sich beträchtliche Schlüsselbeinstufe kann durch das starke Weichteilpolster eines Pyknikers, durch einen ausgedehnten Bluterguß an der Verletzungsstelle, durch die schlaffe Haltung eines Rundrückenträgers oder durch das „Habituellwerden" einer alten Schultereckverrenkung niederer erscheinen als es der Wirklichkeit entspricht. Auch die gebräuchlichen Bewegungsprüfungen schützen nicht vor Beurteilungsfehlern. Der wahre Verrenkungsgrad läßt sich mit Sicherheit nur durch die „Belastungsprüfung des Schultereckgelenkes" (USADEL)[1], d. h. durch die vergleichende klinische und

---

[1] USADEL, G.: Chirurg **1940**.

röntgenologische Untersuchung beider in Überlastungsstellung gebrachten Schultereckgelenke feststellen.

Um diese Überlastungsstellung zu erreichen, fordert man den Verletzten auf, bei gestreckter Halswirbelsäule die Schultern unter Einwärtsdrehen der Oberarme so weit wie möglich nach vorn zu senken (vgl. Abb. 9, 10). Dann treten die Schlüsselbeine unter dem Zug der Schlüsselbeinheber (Kopfnicker und Kappenmuskel) maximal kopfwärts, während die Schulterblätter durch die Wirkung der Brustmuskeln und der vorderen Sägemuskeln maximal gesenkt und voreinwärts gekippt werden. Die auseinanderstrebenden Nachbarknochen setzen also die Schultereckgelenkkapseln und ihre Verstärkungsbänder unter die höchstmögliche Spannung. Ist die Gelenkverbindung zwischen Schlüsselbein und Schulterblatt

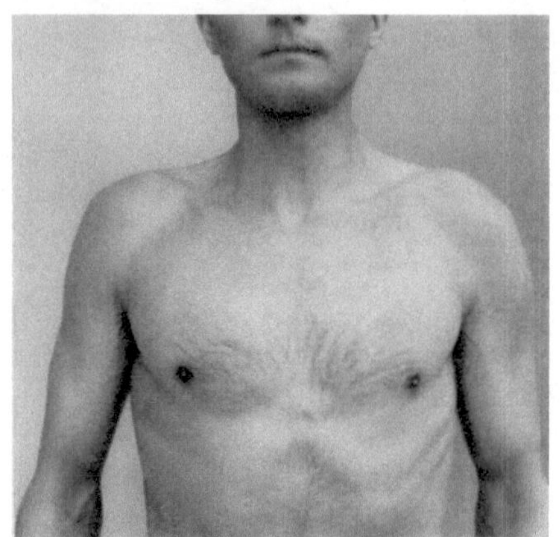 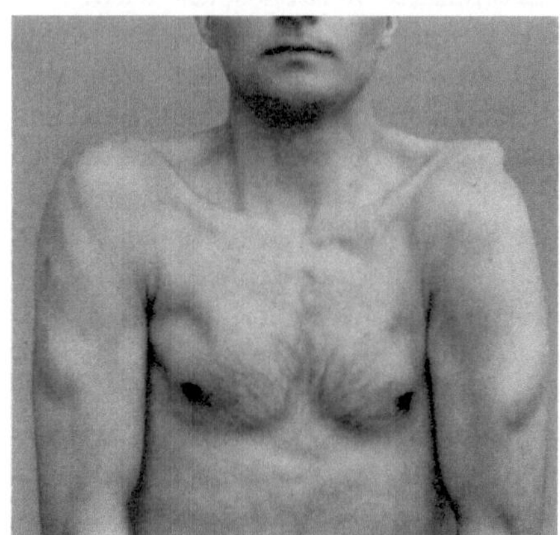

Abb. 9. Vollständige Schultereckverrenkung in Normalhaltung.

Abb. 10. Die in Abb. 9 dargestellte Schultereckverrenkung in Überlastungsstellung.

überdehnt oder gesprengt, so tritt das Schlüsselbein so weit aus seinem Lager nach kopfwärts, wie es die Kapselweite oder die an der Kapsel und ihren Verstärkungsbändern vorhandenen Zerstörungen zulassen. In dieser Haltung erreicht das äußere Schlüsselbeinende seinen *größten Höhenabstand* vom Schultereck. Nur an der Höhe der jetzt vorhandenen Schlüsselbeinstufe läßt sich also der Grad der tatsächlich vorhandenen Versehrtheit des Kapselbandapparates ablesen. Auch die *Verschmälerung der verletzten* Schulter erreicht bei *vollständigen* Schultereckverrenkungen in dieser Haltung ihren höchsten Grad (s. Abb. 11, 12).

Voraussetzung für die zuverlässige Beurteilung ist, daß der Kunstgriff richtig und ausgiebig ausgeführt wird. Je mehr die Schlüsselbeinheber angespannt und die Schultern nach vorn einwärts gesenkt werden, um so deutlicher wird das Bild. Es ist darauf zu achten, daß die Oberarme maximal einwärts gedreht werden und daß die Halswirbelsäule nur gestreckt, nicht *über*streckt wird. Denn beim Senken des Kopfes nach hinten verlieren die Schlüsselbeinheber durch die gegenseitige Wiederannäherung ihrer Ursprung- und Ansatzpunkte an Wirkungskraft. Wenn man dem Verletzten die gewünschte Bewegung selbst vormacht, begreift er gewöhnlich schnell, was er soll. Es bedarf dann nur noch geringer Haltungsberichtigungen, bis die volle Überlastung erreicht ist. Die Abb. 10 gibt die Überlastungshaltung am vollkommensten wieder.

Die Anwendbarkeit dieser Belastungsprüfung ist dank ihrer Schmerzlosigkeit und Einfachheit unbegrenzt. Auch der *frisch* Verletzte kommt der Aufforderung, seine Schultern nach vorn zu senken, willig nach, da die Bewegung keine Schmerzen verursacht. Wird die Prüfung doch einmal durch Schmerzen erschwert, so gelingt sie nach Einspritzung weniger Kubikzentimeter $^3/_4$%iger Novocainlösung in die Gegend des Schultereckgelenkspaltes anstandslos. Man braucht mit dieser Erleichterung für den Verletzten nicht zu geizen. Denn die Belastungsprüfung ist für die Wahl und das Ergebnis der Behandlung einerseits wichtig genug, die Schmerzstillung ist andererseits für die der Untersuchung

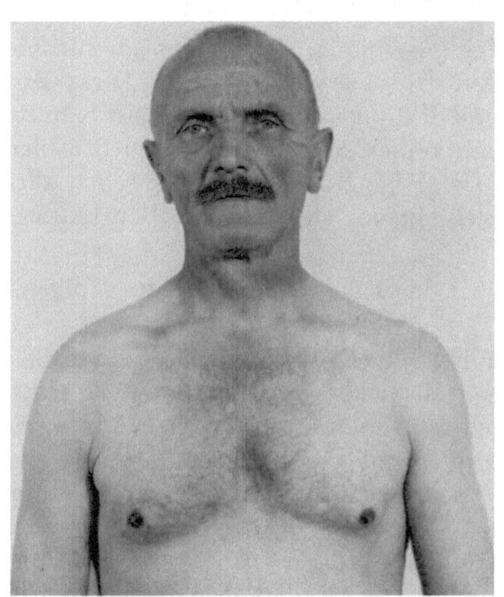 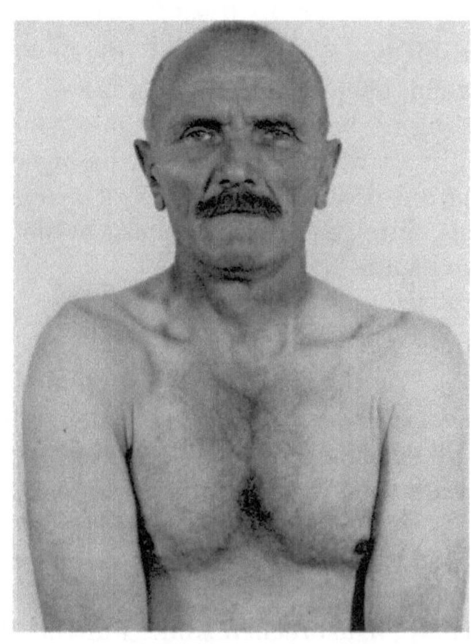

Abb. 11.   Abb. 12.

Abb. 11 und 12. 28 Jahre nach rechtsseitiger nicht erkannter Schultereckverrenkung und nach linksseitigem Schlüsselbeinbruch: Abb. 11 in Normalhaltung, Abb. 12 in Überlastungsstellung. Man beachte die rechtsseitige Schulterverschmälerung bei der Belastungsprüfung.

unmittelbar folgende Behandlung ohnehin oft notwendig. Bei *gewohnheitsmäßigen* und *veralteten* Schultereckverrenkungen bereitet die Überlastungshaltung nach meiner Erfahrung niemals Schmerzen.

Da es sich meist um *einseitige* Schäden handelt, geben die seitenvergleichende Betrachtung, Betastung und Abstandsmessung (Schlüsselbeinende-Schultereck) in der Regel ausreichende Klarheit. Noch genauere Werte erhält man, wenn man das *Röntgenverfahren* zu Hilfe nimmt. Besonders wertvoll ist die röntgenographische Belastungsprüfung bei *Fettleibigen* und bei *Verletzten mit großem Bluterguß* in der Umgebung der Verrenkungsstelle. Denn das unter diesen Umständen vorhandene starke Weichteilpolster kann die *klinische Beurteilung* des Verlagerungsgrades auch bei Anwendung der Belastungsprüfung außerordentlich erschweren.

Die Belastungsprüfung ermöglicht bei der *frischen* Schultereckverrenkung die scharfe Abgrenzung der vollständigen von der unvollständigen Verrenkung. Sie gibt darüber hinaus bei *veralteten* und *habituellen* Schultereckverrenkungen und bei anderen Schulterbeschwerden sicheren Aufschluß über den im Schultereckgelenk vorhandenen Gelenkschluß. Schließlich eignet sie sich *während der Behandlung* einer Schultereckverrenkung vorzüglich zur Nachprüfung des erreichten Behandlungsergebnisses.

Will man sich z. B. bei unblutiger Behandlung gegen Ende der beabsichtigten Festlegungsdauer (4—5 Wochen nach Behandlungsbeginn) über den erzielten Festigungsgrad Gewißheit verschaffen, so erhält man sie durch den Ausfall einer nach Entfernung des Verbandes angestellten Belastungsprüfung. Bleibt der Gelenkschluß in Überlastungsstellung gewahrt, so kann der Verband fortbleiben. Die Belastungsprüfung gibt also über den Zeitpunkt zur Beendigung einer Verbandsbehandlung in zuverlässiger Weise Auskunft.

VIII. Die Röntgenuntersuchung des Schultereckgelenkes

wird bis heute von vielen Untersuchern für überflüssig, wenn nicht gar für irreführend gehalten (Eden-Nieden, Dillehunt, Mannheim u. a.). Diese Auffassung ist berechtigt, wenn man sich damit begnügt, nur die verletzte Schulter und diese wieder in einem beliebigen, nach keiner Norm festgelegten Strahlengang auf die Röntgenplatte zu bringen. Derartige Röntgenbilder ergeben allerdings infolge mannigfacher Fehlerquellen keine zuverlässige Beurteilungsgrundlagen.

Zur Ausschaltung dieser Fehler sind bei der Röntgenuntersuchung folgende Bedingungen zu beachten:

1. Da der anatomische Bau des Schultereckgelenkes individuelle Verschiedenheiten zeigt, da aber bei dem gleichen Menschen beide Schultereckgelenke im allgemeinen symmetrisch gestaltet sind, muß man unter gleichen Aufnahmebedingungen Röntgenbilder *beider* Schultereckgelenke herstellen, um sich an ihnen durch Vergleich der gesunden mit der kranken Seite darüber zu unterrichten, welche Weite des Gelenkspaltes und welcher Unterschied in der Höhe zwischen äußerem Schlüsselbeinende und Schulterdach für den Einzelfall als normal anzusprechen sind. Für die Beurteilung sei an die von Fick festgestellte Tatsache erinnert, daß am rechten Schultereckgelenk alter Männer *normalerweise* geringe Schlüsselbeinüberhöhungen vorkommen.

2. Die Lagerung des Verletzten und seiner Obergliedmassen bestimmt die gegenseitige Stellung der abgebildeten Knochenteile zueinander.

Sind die Schultereckgelenkkapseln bei dem Untersuchten physiologischerweise besonders *weit*, so können zudem durch einen Wechsel in der Haltung der Arme und in der Stellung der Schulterblätter die Weite des Gelenkspaltes und der Höhenunterschied der Nachbarknochen einmal übertrieben und das andere Mal zu gering zur Darstellung kommen. Durch die *Aufnahme im Stehen* bei locker herabhängenden Armen kann man diese Fehlerquelle ausschalten.

3. Projektionsfehler können durch Normung der Aufnahmerichtung vermieden werden. Bringt man den Verletzten, wie es sonst für Schulteraufnahmen üblich ist, in leicht erhöhte Rückenlage, so werden die Schulterblätter gegen die Brustwand angedrängt und nach oben verschoben, die das Schlüsselbein hebenden Muskeln aber je nach der Lage des Kopfes mehr oder weniger stark entspannt. Diese Lagerung führt also dazu, daß eine vorhandene Schlüsselbeinstufe im Röntgenbild niederer dargestellt wird, als es der Wirklichkeit entspricht. Der Strahlengang muß vielmehr beide Schultereckgelenke im gleichen, möglichst kleinen Winkel von der Medianlinie her treffen. Er muß senkrecht zur Körperlängsachse in die Schultereckgelenke einfallen.

Die *gleichzeitige Fernaufnahme beider Schultereckgelenke von hinten her am stehenden Kranken* (Usadel)[1] liefert genormte Röntgenbilder der Schultereckgelenke, die den unmittelbaren Vergleich der beiderseitigen Bilder und den Vergleich vieler z. B. zur Nachprüfung des Behandlungsergebnisses in beliebigen Zeitabständen hergestellter Aufnahmen miteinander ermöglichen.

Zur sicheren *Feststellung des Verrenkungsgrades* werden diese einfachen Vergleichsbilder durch gleichzeitige Aufnahmen beider Schultereckgelenke in der

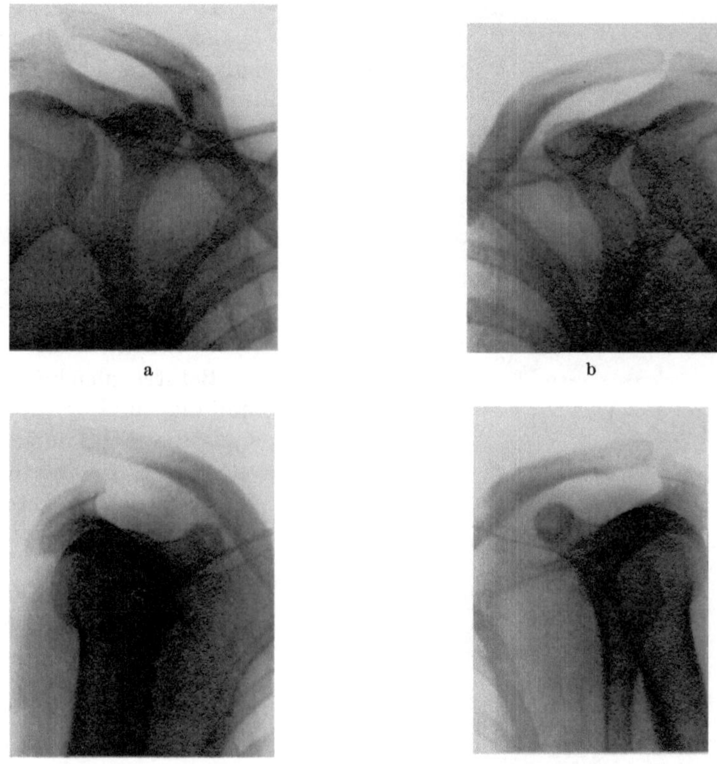

Abb. 13 a—d. Vollständige Schultereckverrenkung rechts. a, b einfache Aufnahmen: Schlüsselbeinstufe rechts klein. c, d Überlastungsaufnahmen: Schlüsselbeinstufe rechts verdoppelt, Schultereck einwärts getreten.

oben (S. 406) beschriebenen *Überlastungsstellung* ergänzt, die mit der gleichen Aufnahmetechnik wie die einfachen Bilder angefertigt werden.

Technik. Bei einem Fokus-Filmabstand von 2 m wird der Zentralstrahl in dorsoventraler Richtung auf die Körpermitte in Höhe der Schultereckgelenke eingestellt. Der stehende Kranke lehnt sich bei locker herabhängenden Armen mit der Brust gegen die beiden Filmkasetten, deren Mittelpunkten jederseits das Schultereckgelenk anliegt (Plattengröße 13×18, Spannung 50 kV eff., Stromstärke 100 mA, Belichtungsdauer 1,5 Sekunden).

Über eine krankhafte *Vor- oder Rückwärtsverlagerung* des äußeren Schlüsselbeinendes unterrichten, wenn notwendig *axiale* Röntgenbilder beider Schultereckgelenke, die in allgemein üblicher Weise durch die Achselhöhle aufgenommen werden.

---

[1] Usadel, G.: Chirurg **1940**.

Die *einfachen Aufnahmen* mit hängenden Armen geben ein vergleichendes Übersichtsbild der Schultereckgelenke (s. Abb. 13a, b). Sie zeigen am nicht beanspruchten Gelenk die Weite des Gelenkspaltes, die Stellung der Nachbarknochen zueinander, etwa vorhandene arthrotische Veränderungen, Absprengungen oder Knochenbrüche in der abgebildeten Gegend.

Die *Aufnahmen in Überlastungsstellung* geben die Gelenke unter höchster Spannung ihrer Kapseln und Bänder wieder. Sie belehren über die Weite der *gesunden* Gelenkkapsel, über den Grad der Kapsel- und Bänderzerreißung an der *gesprengten* Gelenkverbindung und über Art und Grad der Knochenverlagerung (Abb. 13c, d).

Bei stets gleichmäßiger Einstellung und Körperhaltung sind die Fehlermöglichkeiten bei dieser Röntgentechnik so gering, daß die seitenvergleichende Messung der Gelenkspaltweite und der Knochenüberhöhung richtige Vergleichswerte ergibt und auch die Nachprüfung des Behandlungserfolges erlaubt. Selbst kleine Unterschiede in der Höhe der Gelenkenden und in der Weite der Gelenkkapseln sind auf diese Weise feststellbar. Daher ist das Verfahren für Grenzfälle besonders wertvoll, die durch klinische Untersuchung allein nicht einwandfrei geklärt werden können (s. Abb. 15—17).

Schließlich wird durch die Kopfwärtsverlagerung des

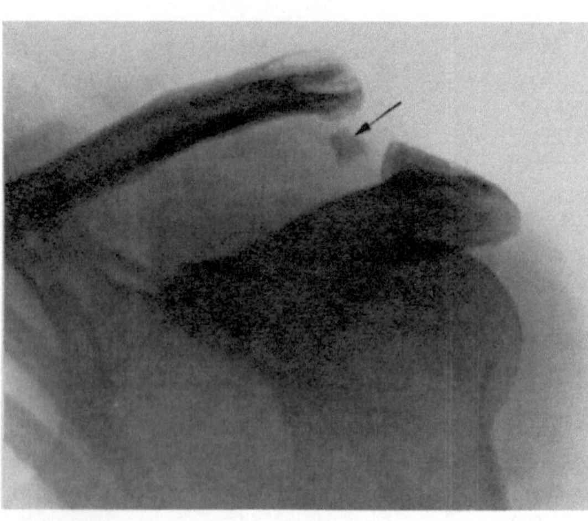

Abb. 14 a und b. Veraltete vollständige Schultereckverrenkung links a in Normalhaltung, b in Überlastungsstellung. Durch die Überlastungsaufnahme werden die Kalkschatten zwischen äußerem Schlüsselbeinende und Schulterdach sichtbar, die im einfachen Bild der Entdeckung entgehen.

Schlüsselbeins und durch die Kippung und Vorseitwärtsverschiebung des Schulterblattkörpers eine weitgehende Entfaltung des unter dem äußeren Schlüsselbeinende liegenden Raums und eine gute überschneidungsarme Darstellung der einzelnen Knochenteile erreicht. Sonst überschattete Knochenabsprengungen lassen sich auf diese Art gut herausprojizieren. Auch die Bänderverkalkungen und -verknöcherungen bei *alten* Verrenkungen kommen bei dieser

Aufnahme besser und vollständiger zur Darstellung als bei der einfachen Aufnahme im Liegen oder im Stehen mit hängenden Armen (Abb. 14—17).

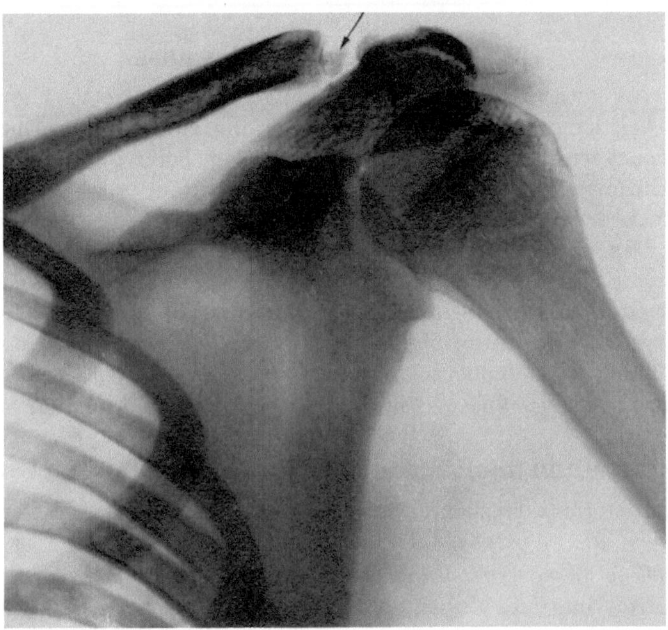

Abb. 15.

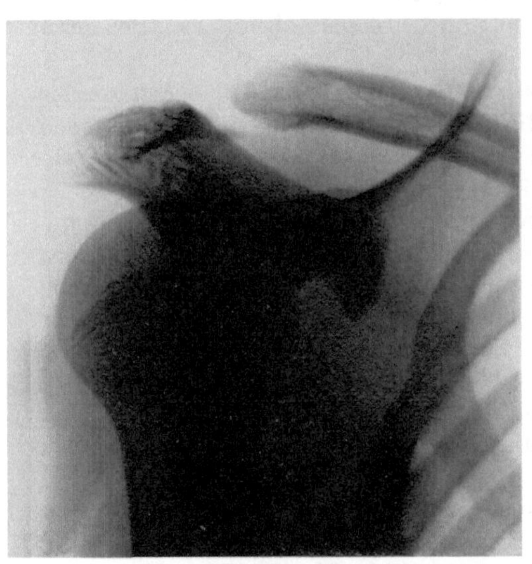

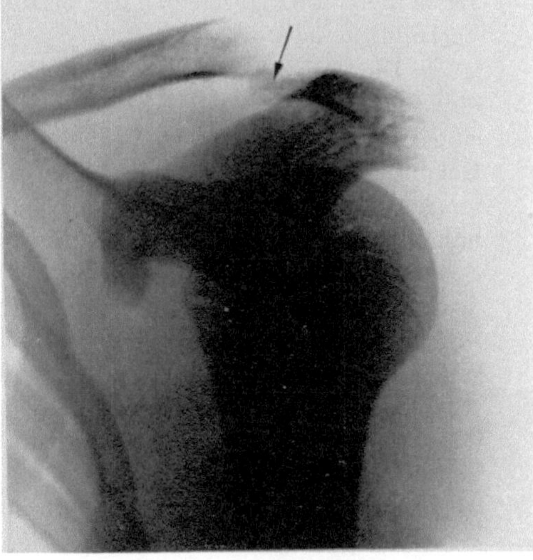

Abb. 16.   Abb. 17.

Abb. 15—17. Röntgenbilder einer frischen unvollständigen Schultereckverrenkung links:
Abb. 15. Im Liegen keine Schlüsselbeinstufe. Knochenabsprengung am äußeren Schlüsselbeinende (→).
Abb. 16 und 17. Überlastungsaufnahmen: links überragt das Schlüsselbein das Schultereck um Schlüsselbeinbreite, auch rechts leichte Schlüsselbeinsüberhöhung und breiter Gelenkspalt: abnorme Kapselweite. Das abgesprengte Knochenstück steigt nicht mit dem Schlüsselbein aufwärts (⟶).

Die Aufnahmetechnik von Schoen (Röntgenpraxis 1938) ermöglicht die Feststellung einer *vollständigen* Schultereckverrenkung durch Lagerung des

Verletzten auf die krankseitige Schulterblattkante, ohne über feinere Veränderungen am und in der Umgebung des Gelenkes den erwünschten Aufschluß zu geben.

IX. Die Differentialdiagnose.

Die *Abgrenzung* der Schultereckverrenkung gegen andere Verletzungen dieser Gegend, die bei der oberflächlichen Untersuchung eine gewisse Ähnlichkeit mit der Schultereckverrenkung zeigen können, macht bei Anwendung aller obengenannten Untersuchungsmittel keine Schwierigkeiten,

Bei der *Oberarmverrenkung* ist der Oberarm federnd fixiert, seine Gelenkpfanne leer. Der gelenknahe *Bruch des äußeren Schlüsselbeinendes* läßt sich durch seine größere Schmerzhaftigkeit, durch den Nachweis des Knochenreibens (Krepitation) und durch die meßbare Verkürzung des Schlüsselbeins von der Schultereckverrenkung unterscheiden. Der *Abbruch des Schulterdaches* (Akromion) schließlich wird sich ebenso wie der *Verrenkungsbruch des äußeren Schlüsselbeinendes* nur durch geeignete Röntgenbilder eindeutig erkennen lassen.

X. Der Spätzustand nach supraacromialer Schultereckverrenkung.

Bezüglich der anatomischen Wiederherstellung gibt es drei Möglichkeiten des Ausganges:

1. *Die völlige Wiederherstellung des Gelenkschlusses.* Sie kann nach unvollständiger Verrenkung mit *kleiner* Schlüsselbeinstufe mit der Zeit durch Narbenzug zustande kommen, ohne daß besondere Behandlungsmaßnahmen vorgenommen wurden. Alle *höheren* Verrenkungsgrade erfordern zur Erreichung dieses Zieles die Einrichtung der Verrenkung und ihre Festhaltung bis zur sicheren Verheilung.

2. Die Ausbildung einer *gewohnheitsmäßigen (habituellen) Schultereckverrenkung.* Sie kann entstehen, wenn die frische Verrenkung nicht so lange in eingerichteter Stellung zurückgehalten wird, wie es zur festen Verheilung der Gelenkbänder notwendig ist. Die Träger gewohnheitsmäßiger Verrenkungen machen auf den ersten Blick den Eindruck ebenmäßig gestalteter Menschen und haben oft nicht die geringsten Beschwerden. Sie wissen aber, daß ihr äußeres Schlüsselbeinende bei bestimmten Bewegungen, die denen der Belastungsprüfung des Schultereckgelenkes entsprechen, „herausspringt". Sie können ihre Verrenkung also willkürlich hervorrufen. Scheel beschreibt diese Fähigkeit an seiner eigenen habituellen Schulterecksubluxation (Diss. Klinik Gocht).

3. *Das völlige oder teilweise Bestehenbleiben der Verrenkungsstellung* mit mehr oder weniger hoher Schlüsselbeinstufe als Folge einer fehlenden oder einer unzulänglichen anatomischen Behandlung.

Das Schicksal der unbehandelten und der nicht eingerichteten Schultereckverrenkung ist nach den vorliegenden Erfahrungen ungewiß. Während die *unvollständige* Verrenkung auch ohne genaue anatomische Einrichtung keine wesentlich störenden Beschwerden und Leistungsausfälle zu hinterlassen pflegt, liegen über die Endzustände veralteter *vollständiger* Verrenkungen die widersprechendsten Berichte vor. Hiernach kann es unter bestimmten Voraussetzungen durch Anpassung der verletzten Teile an die veränderten anatomischen Verhältnisse zur Wiederkehr einer schmerz- und störungslosen Leistung des Schultergürtels kommen. Durch Narbenschrumpfung kann sogar die Schlüsselbeinstufe niederer und damit die Entstellung geringer werden (BARDENHEUER). Es können aber auch — unter anscheinend den gleichen Voraussetzungen — auf die Dauer schwere, durch Schmerzen und Versteifungen bedingte Leistungsstörungen des Schultergürtels neben der Schlüsselbeinstufe bestehen bleiben, die die Gebrauchsfähigkeit des krankseitigen Armes erheblich in Mitleidenschaft zu ziehen pflegen.

Als Ursachen solcher Leistungsstörungen sind bekannt:

1. Narben-, Belastungs- und rheumatoide *Schmerzen* in der Gegend des zerstörten oder geschädigten Schultereckgelenkes.

2. Extraartikuläre schmerzbedingte *Bewegungseinschränkungen* im Bereich der verletzten Schulter auf Grund periarthritischer Veränderungen.

3. *Arthrotische Veränderungen* im großen Schultergelenk mit Bewegungsschmerzen, Reibegeräuschen und Bewegungseinschränkungen.

4. *Herabsetzung der groben Kraft* der Schulter und des Armes als Folge einer oder vieler der obengenannten Störungen.

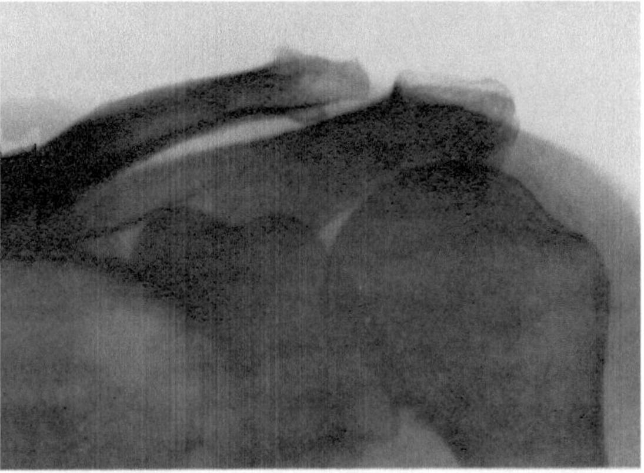

Abb. 18. 7 Wochen nach unvollständiger Schultereckverrenkung: Verkalkung der Ligg. acromioclav. mit beginnender Verknöcherung.

Eine ähnliche Ungewißheit über den zu erwartenden Endzustand und ähnliche Spätstörungen wie bei der *unbehandelten* vollständigen Schultereckverrenkung findet man auch nach der Anwendung zahlreicher Behandlungsverfahren, besonders solcher, die die anatomischen Verhältnisse nicht genau wiederherstellen. Diese Tatsache ist seit HAMILTON und BARDENHEUER vielen Untersuchern aufgefallen. Obgleich man den Ursachen dieses wechselnden Ansprechens auf anscheinend gleiche Behandlungsbedingungen eifrig nachging, um sie zu beseitigen, sind sie anscheinend heute noch unerkannt am Werke. Denn in einer erst 1935 erschienenen Arbeit beklagt FELSENREICH diese Unsicherheit aufs neue, ohne sie recht erklären zu können. Der Teil dieser Arbeit, der sich mit den Behandlungsgrundsätzen beschäftigt, wird sich mit dieser Frage näher auseinandersetzen.

Eine meist beschwerdelos verlaufende und daher ihrem Träger unbewußt bleibende Folge der vollständigen Schultereckverrenkung ist die Verkalkung oder Verknöcherung des zerissenen Lig. coracoclaviculare und des M. subclavius, die unabhängig von der Art und dem Erfolg der Behandlung mit ziemlicher Regelmäßigkeit auftritt. SVAB fand sie in 68% seiner nachuntersuchten Fälle, GÜNSEL beschreibt einen Fall, ebenso WATKINS und BARALDI, der die verkalkten Bänder wegen bestehender Schmerzen erfolgreich entfernte. Unter den von mir röntgenographisch Nachuntersuchten fanden sich nach *vollständiger* Schultereckverrenkung in 86% der Fälle mehr oder minder ausgedehnte Bänderverkalkungen. Die Erhebungen SVABs finden hierdurch ihre volle Bestätigung. Daß ich einen höheren Prozentsatz der Verkalkungen erfassen konnte als SVAB, möchte ich meiner überlegenen Röntgentechnik zuschreiben. Denn durch die Aufnahme in Überlastungsstellung wird der infraclaviculäre Raum so entfaltet, daß Kalkschatten, die bei der einfachen Aufnahme von den Knochenschatten ihrer Umgebung (Schlüsselbein, Schulterblatt) verschluckt werden, der Auffindung nicht entgehen können (s. Abb. 14—17).

Kalkeinlagerungen in den *Ligg. acromioclavicularia* fand ich in 57% meiner Nachuntersuchten und zwar besonders nach *unvollständigen,* aber auch nach *vollständigen* Schultereckverrenkungen. Sie wurden meines Wissens bisher noch nicht beschrieben (s. Abb. 18). Die nachuntersuchten *Prellungen* des Schultereckgelenkes waren sämtlich frei von Bänderverkalkungen.

Die ersten Kalkschatten sind oft schon 3 Wochen nach der Verletzung sichtbar, 4—5 Wochen nach dem Unfall sind sie meist voll ausgebildet. Häufig erfolgt mit der Zeit ein Umbau in echtes Knochengewebe mit deutlicher Bälkchenzeichnung (s. Abb. 18).

Auf die pathogenetische Erklärung dieser

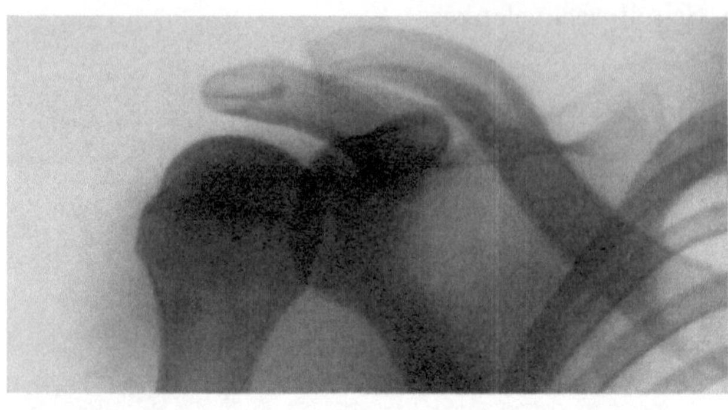

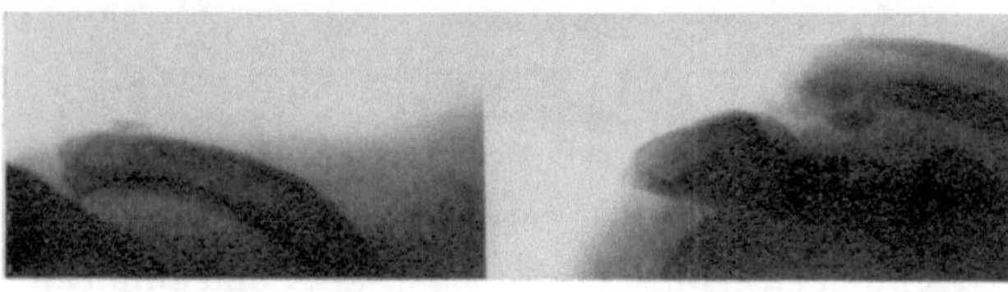

Abb. 19 a—c. Unvollständige Schultereckverrenkung. a Aufnahme frisch nach der Verletzung; b 4 Monate nach der Verrenkung; c 9 Monate nach der Verrenkung: beachte die Verkalkung des Discus articularis.

Bandverkalkungen hier näher einzugehen, verbietet der Raum. SVAB hält die Verkalkungsneigung für eine spezifische auf ihrem Gehalt an chrondroidem Gewebe beruhende Eigenschaft der Rabenschnabelbänder. Da man derartige Kalkeinlagerungen auch in anderen traumatisch geschädigten Gelenkbändern findet — STIEDAscher Schatten, Ligg. acromioclavicularia (USADEL), Lig. ileofemorale (GÜNSEL, USADEL) — müßten, wenn SVABs Ansicht als richtig unterstellt wird, diese Bänder ebenso reich an chondroidem Gewebe sein. Eine ungezwungere Erklärung scheint mir die zu sein, daß die Fähigkeit, Kalk einzulagern und metaplastisch zu verknöchern, eine allgemeine Eigenschaft des Bindegewebes ist, die unter bestimmten, noch nicht näher bekannten Bedingungen in Erscheinung tritt.

Die Behandlung der Schultereckverrenkung.

Das Ziel der Behandlung ist die Heilung der Verrenkung, d. h. die Wiederherstellung der Gestalt und der Leistungsfähigkeit des Schultereckgelenkes. Der gegebene Behandlungsweg wäre, wie bei anderen Verrenkungen der, daß zunächst die Einrichtung vorgenommen, dann das Gelenk bis zum Abklingen der akuten Verletzungsfolgen (Schmerzen, Bluterguß) ruhiggehalten und schließlich bis zur Wiedererlangung seiner Funktion einer Übungsbehandlung unterworfen wird. Dieser Weg ist gangbar, führt aber nicht zu dem gesteckten Idealziel, sondern nur zu dem Teilziel der *funktionellen* Heilung. Die *anatomische* Heilung bleibt bei diesem Vorgehen gewöhnlich aus. Denn so leicht sich die Verrenkung einrichten läßt, ebenso leicht schnellen die in ihrem Gelenk getrennten Nachbarknochen wieder auseinander, sobald man sie nach der Einrichtung freigibt. Schon hier zeigt sich das Gesamtziel der Behandlung aus zwei Teilzielen zusammengesetzt, deren Belange einander zuwiderlaufen: Die anatomische Wiederherstellung verlangt völlige Ruhighaltung des wiedereingerichteten Gelenkes in der eingerichteten Stellung, bis die feste Verheilung der zerrissenen Kapsel vollzogen ist, also für 4—6 Wochen, die *funktionelle* Wiederherstellung dagegen fordert gebieterisch die möglichst frühzeitig einsetzende Leistungsübung, wenn schwer ausgleichbare Schäden vermieden werden sollen. *Die Idealheilung kann also theoretisch gesehen nur dann erreicht werden, wenn es gelingt, die Nachbarknochen für die Dauer der Kapselheilung einander so gegenüber zu stellen, daß die zerrissenen Kapsel- und Bänderteile zwar entsprechend ihrer anatomischen Zusammengehörigkeit aneinanderheilen können, daß den Nachbarknochen aber dennoch so viel gegenseitige Bewegungsfreiheit verbleibt, wie zur Hintanhaltung einer stärkeren Gelenkverödung notwendig ist.*

Diese Aufgabe wird erschwert

1. durch den *anatomischen* Bau des Gelenkes, dem jede knöcherne Haltevorrichtung fehlt;

2. durch das *kraftvolle Auseinanderstreben der getrennten Gelenkteile* (das Schulterblatt folgt der Schwerkraft des Armes nach abwärts, das Schlüsselbein tritt unter dem Zug seiner Heber kopfwärts);

3. durch den *Mangel an Angriffspunkten* für Verbände, die, ohne den Arm festzulegen und ohne Druckschäden zu verursachen, die Einrichtung zuverlässig aufrecht erhalten können.

Daß sich die oben aufgestellte theoretische Forderung trotz dieser Schwierigkeiten praktisch verwirklichen läßt, zeigen die Ergebnisse einiger neuer Behandlungsverfahren. Um ihnen zu der verdienten allgemeinen Anerkennung zu verhelfen, erscheint es notwendig, einen grundsätzlichen Fehler auszumerzen, der — lange Zeit unerkannt — der Behandlung immer neue Irrwege wies.

Blickt man in die älteste Zeit der Behandlungsgeschichte der Schultereckverrenkung, so findet man bei HIPPOKRATES folgenden noch heute von vielen praktisch denkenden Chirurgen vertretenen Standpunkt: Die Verrenkung läßt sich anatomisch mit einfachen Mitteln kaum eingerichtet erhalten, ergibt aber auch ohne genaue anatomische Heilung meist brauchbare Enderfolge, wenn man nur rechtzeitig, d. h. nach Abklingen der akuten Verletzungsfolgen die Übungsbehandlung einleitet. Dies Vorgehen stellt also eine *reine funktionelle Behandlung* dar, die bewußt auf die anatomische Wiederherstellung verzichtet. Die Behandlung ergibt günstige funktionelle, aber schlechte anatomische Erfolge, wie die Arbeiten von DEFRANCESCHI, EHLERT u. a. zeigen.

Eine strengere, zuerst anscheinend von GALEN verfochtene Anschauung hält die *genaue anatomische Wiederherstellung für die unerläßliche Grundbedingung zur Rückgewinnung einer vollwertigen Funktion* und verfährt danach: Solange man nichts Besseres kannte, suchte man die anatomische Heilung durch wochenlang wirkende, sehr fest angelegte Verbände zu erzwingen, die den adduzierten Arm nach aufwärts und das Schlüsselbein nach abwärts drängten. Erst nach Beendigung dieses oft vergeblichen Versuches, die Knochenverlagerung zu beseitigen, wurde zur Übungsbehandlung übergegangen. Man schaltete also die funktionelle Behandlung zeitlich *hinter* die anatomische, da ihre *gleichzeitige* Anwendung mit den vorhandenen Möglichkeiten nicht erreichbar war. Die Erfolge dieser Behandlung waren in anatomischer Hinsicht selten gut, in funktioneller Hinsicht außerordentlich wechselnd. Ohne sich diese Unbeständigkeit der Ergebnisse befriedigend erklären zu können, schrieb man die funktionellen Mißerfolge dem Mißlingen der anatomischen Wiederherstellung zu und begrüßte daher freudig die *operative* Einrichtung, weil sie in der sicheren anatomischen Wiederherstellung die Voraussetzung für die sichere funktionelle Heilung zu geben versprach. Aber auch die Operation erfüllte auf die Dauer nicht die auf sie gesetzten Hoffnungen. 100%ig sichere funktionelle Ergebnisse wurden, soweit man sich im Schrifttum umsieht, stets nur von *Einzelnen* gemeldet. Diese erfolgreichen Autoren bedienen sich nun nicht etwa, wie man erwarten könnte, alle des gleichen Behandlungsverfahrens. Der eine empfiehlt vielmehr eine *Drahtnaht*, der andere eine *Fascienplastik*, der dritte einen besonderen *Verband* als das Wesen seiner stets guten Erfolge. Die meisten sind sich der entscheidenden Besonderheit gar nicht bewußt, die ihr Vorgehen erfolgreicher gestaltet als das ganz ähnliche Vorgehen vieler anderer, so daß man zunächst wieder vor einem Rätsel steht. Erst wenn man diejenigen Behandlungsberichte des Schrifttums, die ausführlich genug gehalten sind, um alle Täuschungsmöglichkeiten auszuschließen, vergleichend daraufhin untersucht, in wieweit sie den auf S. 415 niedergelegten theoretischen Forderungen an die zur Idealheilung führende Behandlung entsprechen oder von ihr abweichen, erkennt man, worauf es ankommt. Hierbei zeigt sich nämlich, daß — abgesehen von später zu besprechenden Verstößen gegen die operative Gewebsschonung — wirkliche Mißerfolge bei der Behandlung der Schultereckverrenkung, die die verletzte Schulter zur Ausübung körperlicher Arbeit oder sportlicher Betägigung unbrauchbar machen, fast ausschließlich durch *Vernachlässigung der funktionellen Seite der Behandlung* zustande kommen. Wie gering die Leistungspflege vielfach geachtet wird, spiegelt sich z. B. darin wieder, daß eine große Zahl der operativ eingestellten Arbeiten auf die Art der Übungsbehandlung wenig oder gar nicht eingeht. Im einzelnen wird diese These aus Gründen des besseren Verständnisses am Schluß des Behandlungsteiles bewiesen werden.

Im folgenden werden die Behandlungsverfahren berichtend und sichtend besprochen. Eine Stellungnahme zur Anzeigestellung beschließt die Arbeit.

I. Die Behandlungsverfahren mit unblutiger Einrichtung

sind nach ihrer Zielsetzung zu unterscheiden

1. in solche, die durch *rein oder überwiegend funktionelle Heilmaßnahmen* unter bewußtem Verzicht auf die völlige Beseitigung der Knochenverlagerung *nur die Leistungsfähigkeit des Schultergürtels wiederherstellen* wollen und

2. in solche, die die *Idealheilung*, also die Wiederherstellung der *Gestalt und der Leistung* des Schultereckgelenkes erstreben.

1. Die unblutigen Verfahren mit rein oder überwiegend funktioneller Zielsetzung

finden bei der Behandlung der *unvollständigen* Schultereckverrenkung breiteste Anwendung. Bei der unvollständigen Verrenkung bleibt schon von vornherein durch das Erhaltenbleiben des Rabenschnabelbandes eine stärkere Knochenverlagerung aus. Im Laufe der Zeit gleicht sich zudem die geringe, nicht mit einer Verschmälerung der verletzten Schulter einhergehende Entstellung so weitgehend aus, daß die überstandene Verrenkung im Spätzustand oft kaum mehr erkennbar ist, kosmetisch jedenfalls in den seltensten Fällen störend wirkt. Daher wird die rein funktionelle Behandlung für diesen Grad der Verrenkung von vielen Autoren als voll ausreichend angesehen.

Sie besteht darin, daß die kranke Schulter und der zugehörige Arm für 3 bis 5 Tage bis zum Abklingen der akuten Verletzungsfolgen durch eine *Mitella*, einen Verband nach DÉSAULT oder VELPEAU oder durch einen *Heftpflasterverband* entlastet und festgestellt werden. Hieran schließt sich sofort die Übungsbehandlung, bis nach Ablauf von 1—3 Wochen die volle schmerz- und störungsfreie Leistung des Schultergürtels wieder erreicht ist.

Zur Behandlung der *vollständigen Schultereckverrenkung* ist die überwiegend funktionelle Behandlung weniger gebräuchlich. Planmäßig betrieben wurde sie bisher besonders von DEFRANCESCHI (Klinik WÖLFLER) und von EHLERT (Klinik MAGNUS). Beide berichten über durchweg gute funktionelle Erfolge trotz vielfach verbleibender Schlüsselbeinstufen.

DEFRANCESCHI (1892) behandelte 5 vollständige und 5 unvollständige Schultereckverrenkungen aller Altersklassen mit Ruhigstellung (Mitella, Verbände nach DÉSAULT, VELPEAU, SAYRE) für höchstens 10 Tage, woran sich eine 1—3wöchige Übungsbehandlung anschloß.

EHLERT (1939) verwendete bei 104 Verletzten für die *vollständige* Verrenkung einen 60 cm langen Heftpflasterstreifen, der von der Brust über das äußere Schlüsselbeinende senkrecht den Rücken hinablief, für die *unvollständige* Verrenkung eine Schlinge (Mitella). Bei beiden Verrenkungsgraden ließ er alsbald mit Bewegungsübungen beginnen. Der Heftpflasterstreifen wurde 18,5 Tage, die Schlinge 9 Tage getragen. Von 58 Nachuntersuchten zeigte keiner eine Bewegungseinschränkung oder sonstige, den Gebrauch des Schultergürtels oder des Armes wesentlich beeinträchtigende Störungen. Alle wurden in ihren alten zum großen Teil körperliche Arbeit erfordernden Berufen wieder voll arbeitsfähig. In 69% der Fälle blieben Schlüsselbeinstufen zurück.

Die Ergebnisse der funktionellen Behandlung sind also in allen Altersklassen bei kurzer Behandlungsdauer (4 Wochen) funktionell ausgezeichnet, anatomisch in etwa 70% fehlerhaft.

2. Die unblutigen Verfahren mit dem Ziel der Idealheilung.

Diese Verfahren zerfallen in zwei große Gruppen:

a) Behandlungsverfahren bei denen die *Übungsbehandlung erst nach Abschluß der anatomischen Heilung* einsetzt, und

b) Behandlungsverfahren, bei denen die *anatomische und die funktionelle Behandlung nebeneinander herlaufen.*

Alle, die Idealheilung erstrebenden Behandlungsverfahren beginnen mit der *Einrichtung* der Verrenkung, die sich durch örtliche Betäubung des Gelenkspaltes und seiner Umgebung schmerzlos gestalten läßt: Die in die krankseitige Achselhöhle eingelegte Faust des Arztes hebt die Schulter auf- und rückwärts. Der im Ellenbogengelenk gebeugte Arm wird über dieser als Widerlager wirkenden

Faust gegen den Rumpf gedrückt. Hierdurch kommt eine Auswärtsverlagerung des Schulterblattes zustande. Das Herabdrücken des äußeren Schlüsselbeinendes vollendet die Einrichtung (s. Abb. 20). Bei der selteneren Abart der Schultereckverrenkung, bei der die Schulter *verbreitert* ist, wird der abduzierte Arm und mit ihm das auswärts verlagerte Schulterblatt körperwärts gedrückt. Einrichtungshindernisse, wie sie MOORE in Gestalt einer Weichteilzwischenlagerung fand, sind außerordentlich selten.

a) Zeitliche Hintereinanderschaltung der anatomischen und der funktionellen Behandlung.

Sämtliche unblutigen, die Idealheilung erstrebenden Verfahren mit *zeitlicher Hintereinanderschaltung der anatomischen und der funktionellen Behandlung* verwenden *Verbände*, die den krankseitigen Arm für die Dauer der anatomischen Heilung festlegen. Die Verbände halten den Arm teils in α) *angezogener* (adduzierter) Stellung, teils in β) *abgespreizter* (abduzierter) oder über die Waagerechte erhobener Stellung fest.

α) **Adduktionsverbände.** Nach dem oben (Einleitung zum Behandlungsteil) Gesagten, erscheint es unnötig, heute noch zu Verbänden Stellung zu nehmen, deren Nutzlosigkeit und Schädlichkeit zur Idealheilung der Schultereckverrenkung durch zahllose traurige Erfahrungen, die der Vergangenheit angehören sollten, hinreichend bewiesen ist. Aber neuere Arbeiten, die vor allem aus angloamerikanischen Federn stammen, mahnen zu einer erneuten Warnung. Alle derartigen

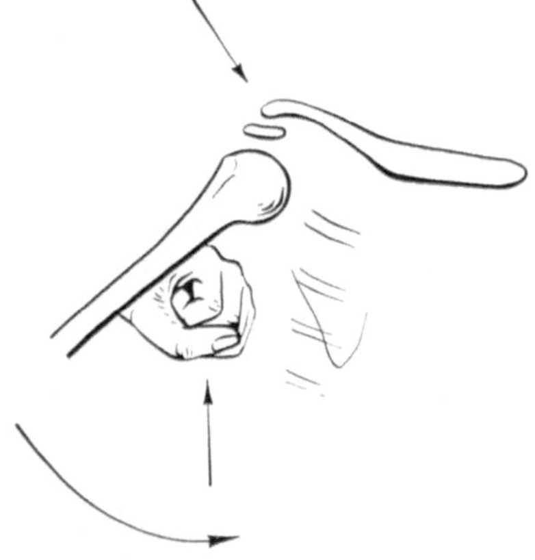

Abb. 20. Einrichtung der Schultereckverrenkung durch Hebelung und Druck (nach SOMMER).

Verbände arbeiten nach den Grundsätzen des DÉSAULTschen Verbandes: Mit oder ohne Achselkissen angelegt drängen sie den im Ellenbogengelenk gebeugten, an der Brustwand festgelegten Arm nach aufwärts und heben hierdurch das Schulterblatt dem durch einen Bindengang, durch einen Gurt oder durch eine Pelotte hinabgedrückten Schlüsselbeinende entgegen. Das Achselkissen beseitigt die Schulterverschmälerung. Die Verbände müssen, wenn sie die Knochenverlagerung wirksam zurückhalten sollen, so fest angelegt werden, daß sie selten längere Zeit vertragen werden. Zu locker angelegt erfüllen sie aber ihre anatomische Aufgabe nicht. Durch die wochenlange Ruhigstellung des Schultereckgelenkes und des großen Schultergelenkes führen sie stets zu hochgradigen Adduktionsversteifungen, die ihrerseits wieder eine unnötig langdauernde, bei alten Leuten oft erfolglose Übungsbehandlung erforderlich machen. Bei jungen Menschen kann durch eine unverhältnismäßig langdauernde Nachbehandlung wieder eine brauchbare Leistungsfähigkeit erreicht werden, die freilich oft genug durch Schmerzen oder Teilversteifungen eingeschränkt wird.

Bezüglich der hierher gehörigen Verbände, die schon in älterer Zeit als ungeeignet verworfen wurden, sei auf die Arbeiten von MALGAIGNE, A. L. RICHTER, BARDENHEUER, HOFFA, SOMMER u. a. verwiesen. Die nachfolgenden Verbände werden hier nur der Vollständigkeit halber erwähnt, aber beileibe nicht zur

Behandlung der Schultereckverrenkung empfohlen. Sie eignen sich bestenfalls zur kurzdauernden Ruhigstellung, die als Einleitung einer funktionellen Behandlung gedacht ist. Vor ihrer *längeren Anwendung* mit dem Ziel der Idealheilung ist aber besonders bei Menschen jenseits des 35. Lebensjahres zu warnen.

Die „klassischen" Verbände nach DÉSAULT und nach VELPEAU werden mit Gaze-, Stärke- oder Gipsbinden verwendet. Sie bedürfen ebensowenig einer näheren Beschreibung wie der Heftpflasterverband nach SAYRE und die Mitella, da sie aus Verbandkursen und Lehrbüchern genugsam bekannt sind.

SHAAR empfahl 1929 einen elastischen Gurtverband: Ein Gürtel hält den im Ellenbogen rechtwinkelig gebeugten Arm am Rumpf und trägt den Vorderarm. Das luxierte Schlüsselbeinende wird durch ein Gurtband hinabgedrückt, das vorn und hinten mit elastischen Gummizügen an dem um die Lenden laufenden Gürtel befestigt ist. Ein dritter, von der

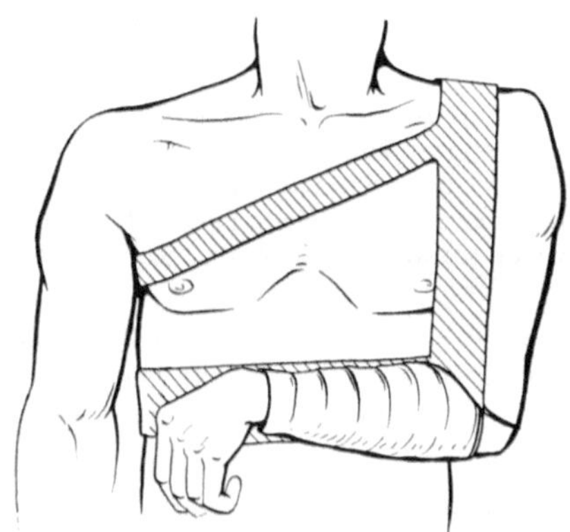

Abb. 21. Gurtverband nach CURRIE.

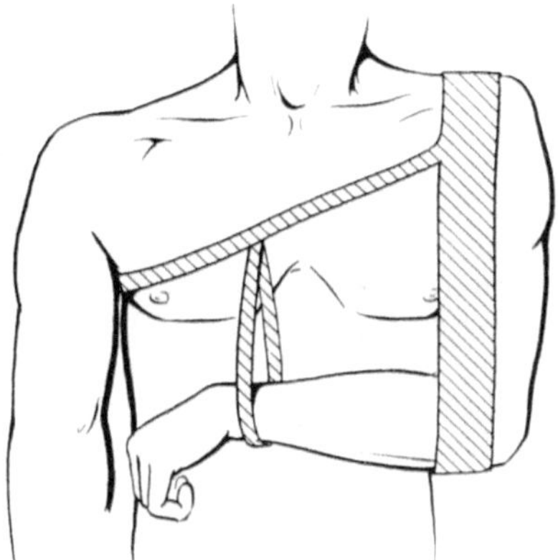

Abb. 22. Gurtverband nach SHAAR.

kranken Schulter durch die gesunde Achselhöhle laufender Gurt soll das Abgleiten des Druckgurts nach außen verhindern (s. Abb. 21).

Die Gurtbandage von CURRIE umgreift einerseits den gebeugten Ellenbogen und andererseits das äußere Schlüsselbeinende und soll — fest angezogen — das Schultereckgelenk in eingerichteter Stellung halten (Abb. 22).

Unter den *Heftpflasterverbänden,* die den Arm als Gegenhalt benutzen oder sein Gewicht zur Zurückhaltung der Schlüsselbeinverlagerung verwerten, ist der von HARTUNG besonders sinnreich erdacht.

Er wird bei waagerecht nach vorn erhobenem Arm von der gesundseitigen Lendengegend über das eingerichtete Schlüsselbeinende um den gebeugten krankseitigen Ellenbogen geführt und ebenso zurück. Er nutzt den beim Senken des Armes eintretenden Abstandszuwachs zwischen dem äußeren Schlüsselbeinende und der Ellenbogenspitze zum Niederdrücken des Schlüsselbeins aus (s. Abb. 23).

Der Verband nach VÖLCKER-MEYER will das Schlüsselbeinende durch den *Pelottendruck eines Gummiballs* eingerichtet erhalten. Der Ball wird mit strahlenförmig in der Umgebung befestigten Heftpflasterstreifen über dem vorspringenden Schlüsselbeinende festgehalten (s. Abb. 24).

MEYER rühmt als besonderen Vorzug des Verbandes, daß er dem Arm seine Bewegungsfreiheit beläßt. Dem ist zuzustimmen, solange der Arm *gesenkt* bleibt. Wird er jedoch nach vorn oder seitlich erhoben, so *erschlaffen* die Heftpflasterzüge und geben das Schlüsselbeinende frei. Die Bewegungsfreiheit des Armes kann also nur durch Aufgabe der Schlüsselbeineinrichtung ausgenutzt werden. Bei längerer Einwirkung dieses Verbandes muß sich entweder eine Schulterversteifung oder eine bleibende Schlüsselbeinstufe ergeben. Seiner

Haltekraft nach mag der Verband für die Niederhaltung kleiner Schlüsselbeinstufen bei *Subluxationen* ausreichen. Zur wirksamen Zurückhaltung einer *vollständigen* Verrenkung ist er aber auch darum ungeeignet, weil er auf die wichtige Verlagerung des *Schulterblattes* keinen Einfluß nimmt. Die Spätergebnisse der drei an der Heidelberger Klinik mit dem Verband nach VÖLCKER-MEYER behandelten vollständigen Verrenkungen bestätigen die Richtigkeit dieser Überlegungen. Bei allen fanden sich hohe Schlüsselbeinstufen, Bewegungseinschränkungen und subjektive Beschwerden.

BENSON hält seinen Heftpflasterverband für ausreichend zur *Beseitigung aller Verrenkungsgrade:* Er führt den Streifen von der Brust über das eingerichtete Schlüsselbeinende an der Rückenseite des Oberarms hinab bis zum gebeugten Ellenbogen, um ihn vorn aufwärts wieder über das Schlüsselbein zum Rücken laufen zu lassen. Einen ähnlichen Verband benutzen DILLEHUNT, MEYERDING und WAKELEY zur Bekämpfung der *unvollständigen* Verrenkung.

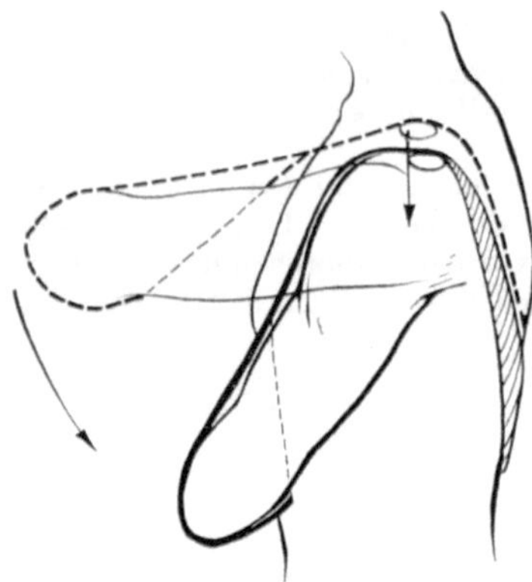

Abb. 23. HARTUNGS Heftpflasterverband: Herunterdrückende Wirkung des bei erhobenem Arm angelegten Verbandes beim Senken des Armes (nach SOMMER).

Die eben beschriebenen *Heftpflasterverbände* halten fast ausnahmslos den Arm am Rumpf fest, bringen also die Gefahr einer Adduktionsversteifung mit sich. Ihre zweite Gefahr liegt in der Unverträglichkeit des Heftpflasters für zarte Häute. Eine Hautschädigung wird bei diesen Verbänden besonders dadurch begünstigt, daß die Pflasterstreifen, wenn sie ihre Wirkung wunschgemäß entfalten sollen, stets einen starken Zug auf bestimmte Hautstellen ausüben. Hierdurch kommt es leicht zur Bildung von Zug- und Spannungsblasen oder zum Abgleiten des Heftpflasters. Tritt ein derartiges Ereignis ein, so verliert man bis zur Heilung der geschädigten Hautteile kostbare Zeit, währendder man in Ermangelung einer brauchbaren Angriffsfläche keine Möglichkeit zur Fortführung der Verbandsbehandlung, aber zugleich wegen der Infektionsgefährdung auch keine Möglichkeit zu operativem Eingreifen hat. Viele *verschleppte* Verrenkungen mögen solchen Zwischenfällen ihre Entstehung verdanken.

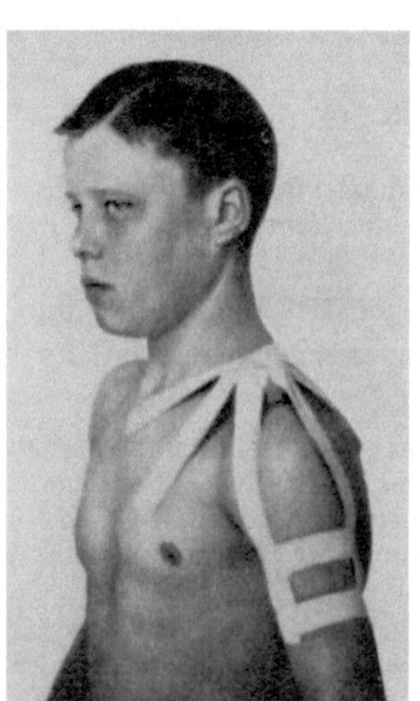

Abb. 24. Heftpflasterverband nach VÖLCKER mit Pelottendruck durch einen Gummiball (nach SOMMER).

KOCH (Klinik ENDERLEN) hat 1931 an 4 jungen Männern den unten beschriebenen Verband mit gutem Erfolg angewendet. Die beabsichtigte Bekanntgabe wurde durch den plötzlichen Tod des Autors vereitelt.

Am hinteren oberen Rande eines auf dem Darmbeinkämmen gut anmodellierten Gipsgürtels wird quer zur Körperlängsachse ein Besenstiel angegipst, der nach der kranken Körperseite in Vorderarmlänge herausragt. Dann wird der im Ellenbogengelenk rechtwinkelig gebeugte Arm an der Streckseite mit einer ungepolsterten, vom halben Oberarm bis zur Mittelhand reichenden Gipshülse versehen. Nach Hebung der Schulter wird der Vorderarm in dieser Hülse dem Querstück durch größtmögliche Auswärtsdrehung des Oberarmes genähert und daran angegipst. Ein vorn und hinten am Gipsgürtel befestigter Gurtstreifen zieht — über dem Schlüsselbein durch ein Filzstück unterpolstert — das äußere Schlüsselbeinende nach abwärts (s. Abb. 25).

Die Auswärts- und Rückwärtsverlagerung des Schulterblattes wird also durch die Auswärtsdrehung des Oberarmes erreicht. Die Hebung der Schulter wird durch das Querstück und die Abwärtsverlagerung des Schlüsselbeinendes durch den unterpolsterten Gurt gewährleistet.

Der Verband wurde nach 6 Wochen entfernt. Die eingetretenen Schulterversteifungen wurden bei den jungen Leuten durch einwöchige Übungsbehandlung behoben. 10 Wochen nach der Verletzung bestand bei den 2 vollständigen wie bei den 2 unvollständigen Verrenkungen volle Arbeitsfähigkeit in körperlich arbeitenden Berufen. Die 2 nachuntersuchten vollständigen Verrenkungen zeigten volle anatomische und funktionelle Heilung. Einer allerdings klagte über Schmerzen bei schwerer Belastung der Schulter.

Wie manche Abduktionsverbände erreicht dieser *Stockgipsverband* die Beseitigung der Schulterblattverlagerung durch größtmögliche Auswärtsdrehung des Oberarms. Er ist aber, da er zur Adduktionsversteifung führt, nur bei *jungen* Menschen ohne größere Gefahr anwendbar. Auch sein

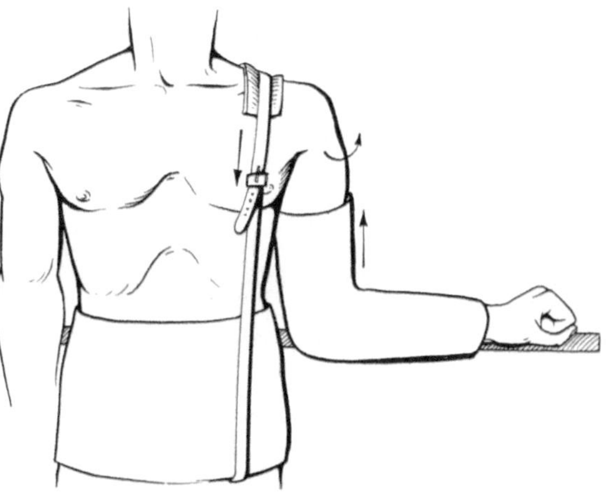

Abb. 25. Stockgipsverband nach KOCH.

zweiter Nachteil soll nicht verschwiegen werden: den Nachuntersuchten stand noch nach 8 Jahren die Unbequemlichkeit des Verbandes in so nachhaltiger Erinnerung, daß sie ungefragt in Klagen über die durch die Zwangshaltung bedingten Qualen ausbrachen.

β) **Die Abduktionsverbände, die die Idealheilung der Schultereckverrenkung erstreben,** werden als *Gips-* und als *Schienenverbände* verwendet. Das Schulterblatt wird von der Achselhöhle her gehoben und durch Auswärtsdrehung des Oberarmes rück-auswärts geführt. Hierdurch wird die Schulterverschmälerung aufgehoben und dem Schlüsselbein so viel Raum gegeben, daß es seine regelrechte Lage wieder einnehmen kann. Das äußere Schlüsselbeinende wird durch einen unterpolsterten Gurt in sein Lager gedrückt, der hinten und vorn am Rumpfteil des Gipsverbandes oder am Lendengürtel des Schienenverbandes, in seiner Zugkraft verstellbar, befestigt wird.

In dieser Gestalt empfehlen DILLEHUNT (1927), OTTOLENGHI und LAGOMARSINO (1934), WUNSCH (1937) und MEYERDING (1937) den *Brustarmgips*. NÉLATON und BERCHINA (1935) halten das Schlüsselbein durch den Druck einer Pelotte zurück. LERICHE (1922), der als einer der ersten einen derartigen Verband verwendete, warnt davor, einen Druck auf das Schlüsselbein auszuüben, da dieser nach seiner Erfahrung schlecht vertragen wird.

Eine *Doppeltrechtwinkelschiene* (Drahtleiterschiene) benutzt DEUBNER, der 1932 über 6 Idealheilungen an jungen Soldaten berichtete. DEUBNER fand, daß die für die Kranken äußerst unangenehme maximale Außendrehung des Oberarmes ohne Schaden für den Erfolg um 45⁰ vermindert werden kann.

Er brachte also auf dem Unterarmlager der Schiene eine schiefe Ebene an, die den Oberarm um mindestens 45° auswärts drehte. Über das äußere Schlüsselbeinende lief ein breites Leinenband, dessen vorn und hinten am Rumpf hinabziehende Enden mit je 4—6 Pfund belastet wurden. Die Abb. 26 u. 27 veranschaulichen DEUBNERs Vorgehen. Der Verband blieb unter dauernder Kontrolle seines richtigen Sitzes 6 Wochen liegen. Die entstandenen Abduktionsversteifungen waren bei den durchweg jungen, diesseits des 30. Lebensjahres stehenden Verletzten schnell behoben, so daß sie $6^1/_2$ Wochen nach der Verletzung wieder voll dienstfähig waren.

EHALT rät zur Anwendung des DEUBNERschen Verbandes in den Fällen, die mit einer *Verbreiterung* der Schulter einhergehen.

SMIRNOW empfiehlt neuerdings (1935) wieder die schon von MALGAIGNE versuchte, aber wegen ihrer Gefahr für das Halsnerven-

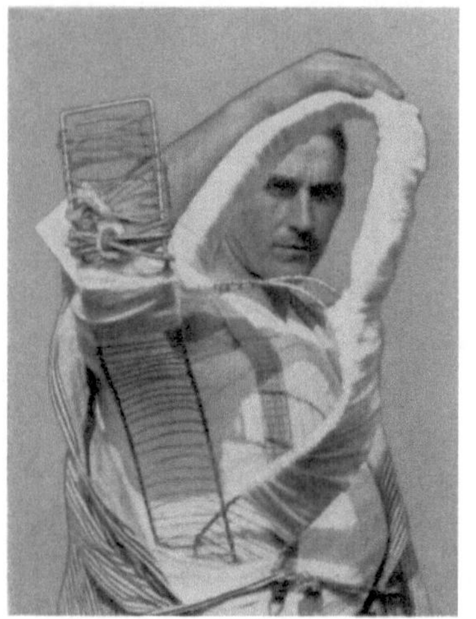

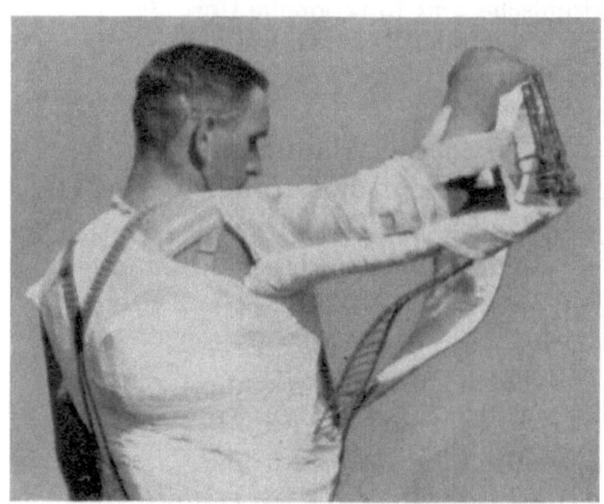

Abb. 26.   Abb. 27.

Abb. 26 und 27. DEUBNERs Abduktionsschienenverband mit außengedrehtem Oberarm. Abb. 26 Ansicht von vorn; Abb. 27 Seitenansicht (nach DEUBNER).

geflecht verlassene Festlegung des Armes in steiler Aufwärtshebung zur Entspannung des M. trapezius.

Er befestigt ein gut gepolstertes Kramerschienendreieck auf der kranken Schulter und beugt hierüber den im Ellenbogengelenk abgewinkelten Arm, so daß die Hand auf dem Kopf ruht.

Der Verband hebt das Schulterblatt und führt es nach rückwärts. Das Schienendreieck drückt das Schlüsselbein an seinen Platz. Auch SOMMER spricht sich für die vorsichtige Anwendung dieses Verbandes „bei gefordertem gutem kosmetischem Resultat" aus.

Die Abduktionsverbände sind grundsätzlich geeignet, die Idealheilung der Schultereckverrenkung herbeizuführen, wenn es gelingt, die Einrichtung bis zur festen Verheilung der Gelenkkapsel und ihrer Verstärkungsbänder aufrecht zu erhalten. Das erfordert die häufige Nachprüfung der Verbände auf ihren richtigen Sitz. Die Anwendung der Abduktionsverbände erfährt jedoch dadurch eine Einschränkung, daß sie wie alle das Schultergelenk länger festlegenden Verbände stets Versteifungen hinterlassen (s. DEUBNER). Wenn die Abduktionsversteifung auch in der Regel leichter zu beheben ist als die Adduktionsversteifung, so läßt sie sich doch im höheren Alter nicht immer völlig beseitigen. Diese Überlegung mahnt zur zurückhaltenden Anwendung dieser Verbände bei Menschen jenseits des 35. Lebensjahres.

b) Die unblutigen Behandlungsverfahren mit Nebeneinander-schaltung der anatomischen und der funktionellen Einwirkung.

BÖHLER behandelt die Schultereckverrenkung seit Jahren erfolgreich mit dem Schienenverband, den er zur Behandlung des Schlüsselbeinbruches verwendet. Außer seinen Schülern EHALT (1933) und SCHNEK sprechen sich WUNSCH, TRYNIN und KRIEGER LASSEN für diese Behandlung aus. Ablehnende Urteile enthält das Schrifttum nicht.

BÖHLERs Schlüsselbein-schienenverband besteht aus der in Abb. 28 abgebildeten L-förmigen Holzschiene, deren stärkerer Teil als Widerlager in der Achselhöhle befestigt das Schulterblatt hebt und auswärts verlagert, deren schwächerer, für die Behandlung der Schultereck-

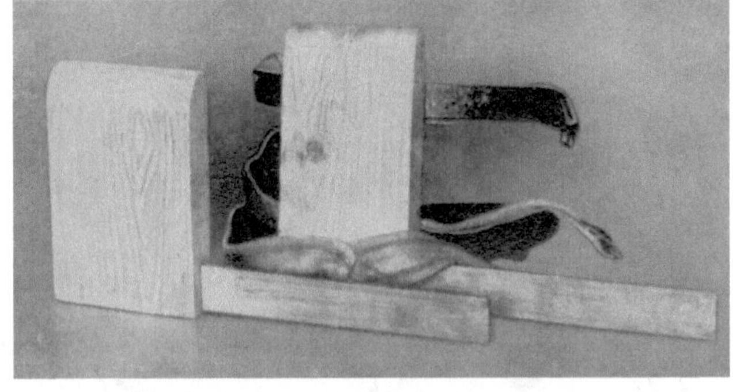

Abb. 28.   Schlüsselbeinschienen mit und ohne Bandeisen und Gurte (nach BÖHLER).

verrenkung entbehrlicher Teil dem Vorderarm als Stütze dienen kann. Nach Einrichtung der Verrenkung in örtlicher Betäubung wird die Schiene unter guter Polsterung aller dem Körper anliegenden Teile mit einem Bandeisenpaar und 4 Gurten am Brustkorb festgelegt. Der 4. Gurt hält das Schlüsselbein in eingerichteter Stellung fest. Eine Watterolle, die hinten am oberen Bandeisen befestigt wird, zieht die Schulter nach hinten. Der Arm bleibt frei und kann sofort in allen Gelenken bewegt werden, ohne daß die Schlüsselbeinstellung verändert wird (s. Abb. 29 und 30).

An der Heidelberger Klinik wurde bei 2 Kranken die *Heftpflasterextension* angewendet: Durch Längszug am abgespreizten und auswärts gedrehten Oberarm wird das Schulterblatt aus- und rückwärts verlagert. Ein Zug durch die Achselhöhle hebt die Schulter bis zum Ausgleich der Schlüsselbeinstufe. Die Behandlung wurde in beiden Fällen nur kurze Zeit (4 bzw. 14 Tage) durch-

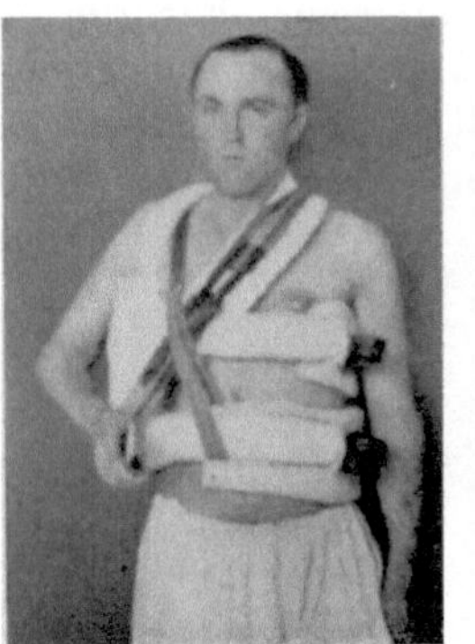
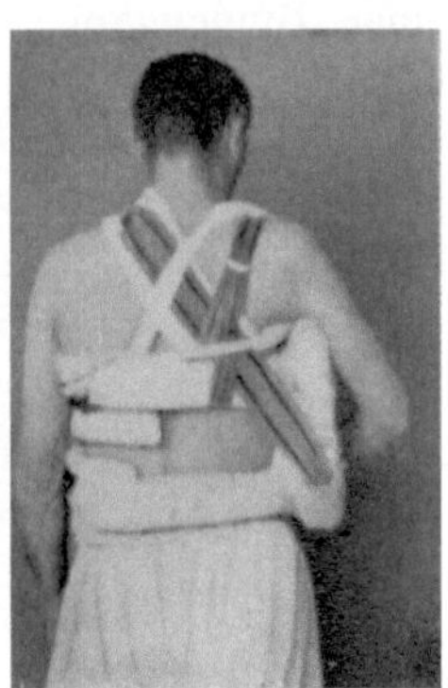

Abb. 29.   Abb. 30.
Abb. 29 und 30.   Schlüsselbeinschiene angelegt (nach BÖHLER).

geführt, um dann von der Übungsbehandlung abgelöst zu werden. Sie hatte also nur den Wert einer die Übungsbehandlung einleitenden Ruhigstellung. Der funktionelle Erfolg war bei einem Durchschnittsalter von 47,5 Jahren in beiden Fällen gut, der anatomische nur bei einem der 2 Kranken.

Den *Rucksackverband* (Stelle dorsi) finde ich als Behandlungsmittel der Schultereckverrenkung im Schrifttum nur selten (SCHEEL, DULLE) kurz erwähnt. Angesichts der günstigen Ergebnisse, die wir diesem Verband bei der Behandlung nicht nur der Brüche, sondern vor allem der Verrenkungen des Schlüsselbeins verdanken, halte ich es für angebracht, ihn seiner Vergessenheit zu entreißen.

Der Rucksackverband ist zur Zurückhaltung der wiedereingerichteten Schultereckverrenkung denkbar gut geeignet. Denn durch seine bekannte Bindenführung *hebt* er das Schulterblatt rück- und aufwärts und *drückt* das Schlüsselbein *hinab*. Er überträgt also die durch die Verrenkung vom Schlüsselbein auf das Schulterblatt übergegangene Aufgabe, das Gewicht des kranken Armes zu tragen, auf den gesunden Arm und auf die Nackengegend, der die Kreuzungen

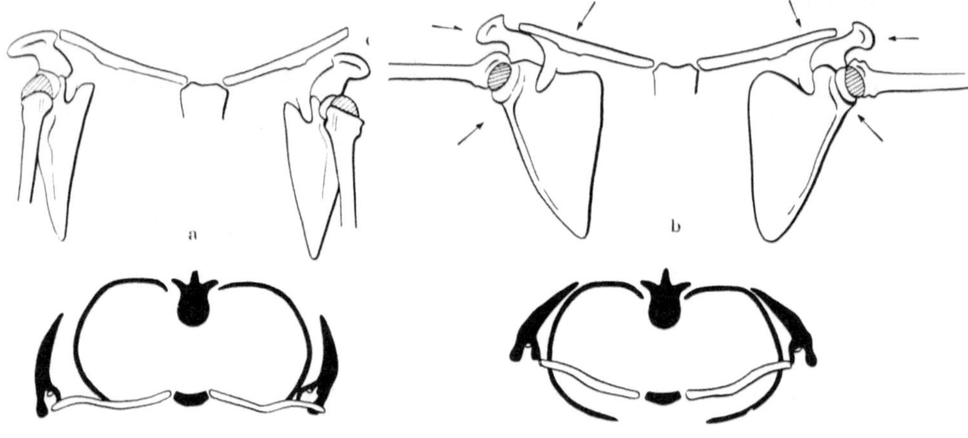

Abb. 31.   Abb. 32.

Abb. 31 und 32. Aufsichts- und Horizontalschnittskizzen einer linksseitigen Schultereckverrenkung; Abb. 31 in Überlastungsstellung, Abb. 32 nach der Einrichtung (Erklärung im Text).

seiner Bindengänge aufliegen. Für die Aufrechterhaltung der *Schulterbreite* sorgt die durch die Einrichtung wiederhergestellte verstrebende Wirkung des Schlüsselbeins. Die oft bezweifelte *Verträglichkeit* des Verbandes wird durch eine geeignete *Polsterung* und durch die Verwendung *elastischer* Binden sichergestellt.

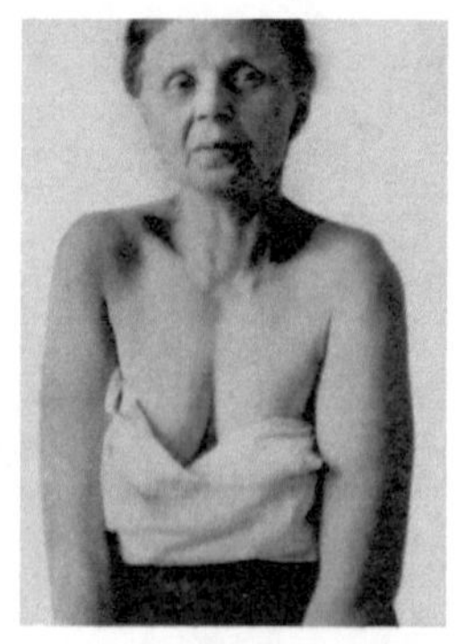 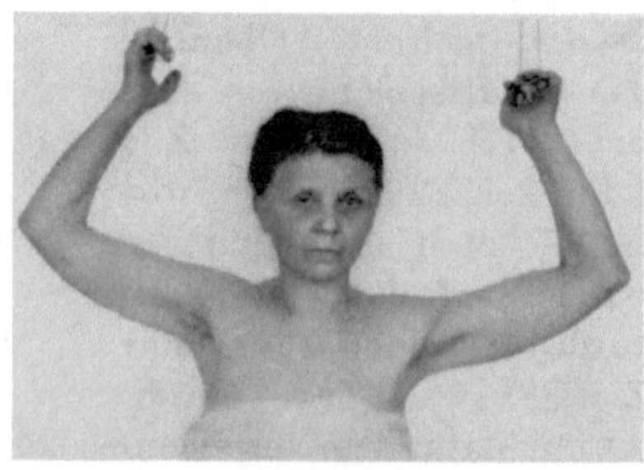

Abb. 33 a und b. a frische Schultereckverrenkung links, b dieselbe Verrenkung nach der Einrichtung.

Da der Rucksackverband nur unter *Abspreitzung* der Oberarme angelegt werden kann, erfordert das Vorgehen bei der *Einrichtung* eine Abweichung von dem althergebrachten, bei dem die Schulterverbreiterung durch *Adduktion* des Armes über die als Hypomochlion in die Achselhöhle des Verletzten gelegte Faust des Einrichtenden erreicht wird. Wendet man diese Art der Einrichtung an, so besteht die Gefahr, daß bei der zur Anlegung des Verbandes notwendigen

Armabspreizung die gewonnene Einrichtung wieder verloren geht. Das kann dadurch verhütet werden, daß man in der unten beschriebenen Weise vorgeht. Denn wie aus den Erfahrungen mit den Abduktionsverbänden (z. B. DEUBNER) und mit dem Stockgips (KOCH) bekannt ist, kann man die zur Wiedereinfügung des Schlüsselbeins notwendige Schulterverbreiterung auch durch Rückwärtsverlagerung des Schulterblattes unter Auswärtsdrehung des Oberarmes erreichen, während die Schulter von der Achselhöhle her gehoben wird. Ein Zug am

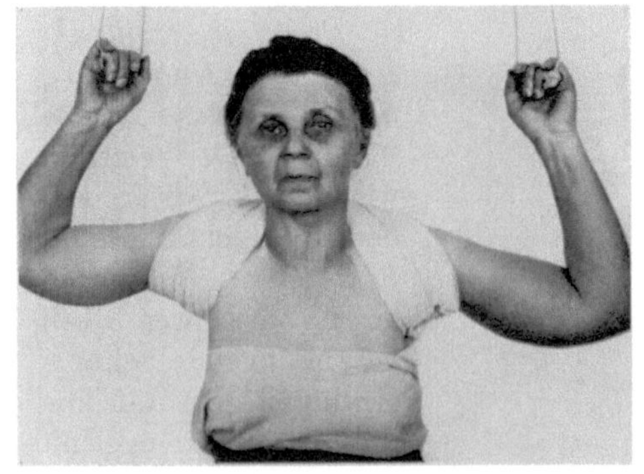 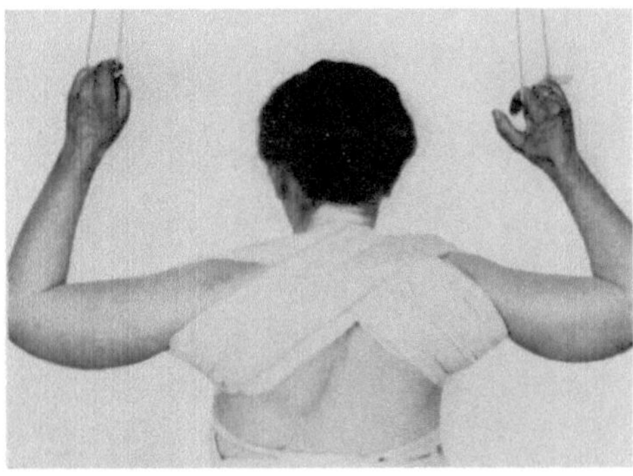

a   b

Abb. 34 a und b. Erklärung im Text.

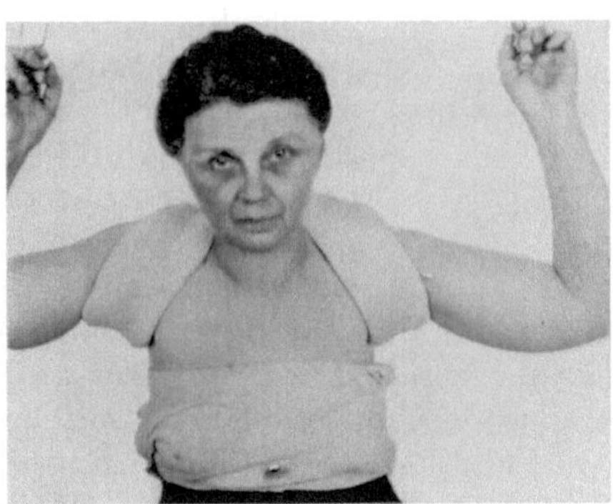 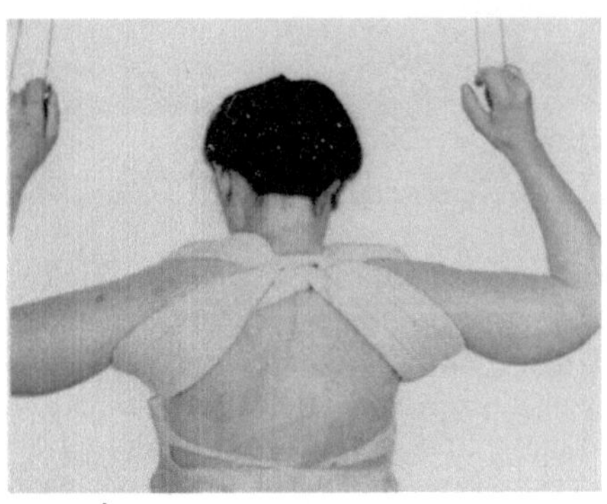

a   b

Abb. 35 a und b. Erklärung im Text.

abduzierten Oberarm in seiner Längsrichtung kann die Einrichtung wirksam unterstützen (SOMMER). Man führt also eine der Überlastungsstellung entgegengesetzte Haltung des Schultergürtels und des Armes herbei (s. Abb. 31—33). Hierbei wird die erforderliche Erweiterung der Schulterdachzange dadurch erreicht, daß das Schulterblatt unter Auswärtsdrehung des abduzierten Oberarmes nach rückwärts gegen die Wirbelsäule verlagert und in seinem lateralen Teil von der Brustwand abgehoben wird. Wird nun unter gleichzeitiger Hebung des Schulterblattes das Schlüsselbein durch eine den Sternocleidomastoideus entspannende Vorwärtsneigung des Kopfes gesenkt, so ist die Verrenkung behoben.

Die Skizzen der Abb. 31 und 32 veranschaulichen das näher: Das obere Bild zeigt die linksseitige Schultereckverrenkung in *Überlastungshaltung* mit nach vorn gesenkten Schultern, einwärts gedrehten Oberarmen und gestreckter Halswirbelsäule: Das Schlüsselbein ist maximal gehoben, das Schulterblatt maximal gesenkt und voreinwärts gekippt, was besonders auf der Horizontalschnittskizze deutlich wird.

Das untere Bild zeigt die *Einrichtungsstellung* bei entgegengesetzter Haltung des Schultergürtels: Der abduzierte Oberarm ist auswärts gedreht, das Schulterblatt gehoben, nach medial-rückwärts verlagert und in seinem lateralen Anteil von der Brustwand abgekippt. Hierdurch wird die Schulterdachzange soweit geöffnet, daß sie das Schlüsselbein wieder aufnehmen kann. Die Pfeile bezeichnen die verschiedenen Wirkungsrichtungen des Rucksackverbandes.

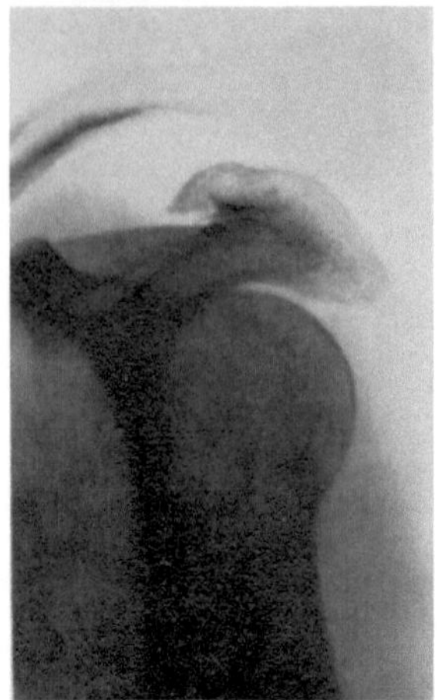 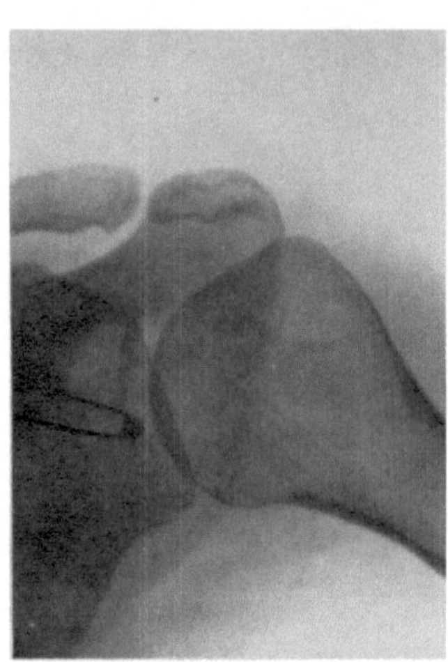

Praktisch vollzieht sich die Einrichtung folgendermaßen (siehe Abb. 33): Der Verletzte wird auf einen freistehenden Hocker gesetzt. Seine Hände greifen in zwei von hinten oben herabhängende Schnurschlingen, so daß die im Ellenbogengelenk etwa rechtwinkelig gebeugten Arme im Schultergelenk abgespreizt, gehoben und nach rückwärts gebracht werden. Hierdurch wird das Gewicht der Arme ausgeschaltet und die

a b
Abb. 36 a und b. Röntgenbilder der in Abb. 33 bis 35 abgebildeten linksseitigen Schulterverrenkung vor und nach der Einrichtung.

Schulterdachzange geöffnet. Wird der Kopf nun zur Entspannung der Schlüsselbeinheber nach vorn geneigt, so ist die Einrichtung in der Regel vollzogen, ohne daß dem Verletzten Schmerzen verursacht wurden, ganz gleich ob es sich um eine Schultereckverrenkung mit Verschmälerung oder mit Verbreiterung der Schulter handelt. Im ersten Falle kann man durch Längszug am Oberarm, im zweiten durch Druck am gebeugten Ellenbogen nach der Körpermitte zu nachhelfen. Treten doch einmal Schmerzen auf, so werden sie durch örtliche Betäubung ausgeschaltet. Abb. 33 a zeigt eine frische vollständige Schultereckverrenkung links, Abb. 33 b die in der eben beschriebenen Weise vorgenommene Einrichtung. Die Schlüsselbeinstufe ist verschwunden.

Nach der Einrichtung legt man in die gut eingepuderten Achselhöhlen je ein in eine Trikotschlauchbinde eingezogenes Filzstück (40:9:1,5 cm), das auch die zugehörige Schulter bedeckt. Die überstehenden Enden der 120—130 cm langen Schlauchbinde werden am Rücken zwischen den Schulterblättern miteinander verknüpft und vernäht. Abb. 34 zeigt die angelegten Polster in der Vorder- und Rückansicht. Über die Polster wickelt man eine elastische Binde in Rucksackgängen fest an. Wenn man über die erste Binde noch eine zweite legt, erhöht man die Festigkeit des Verbandes und braucht bei später etwa eintretender Lockerung des Verbandes nur die oberflächlich liegende Binde frisch zu befestigen, während die der Polsterung unmittelbar aufliegende Binde liegen bleibt. Kommt es zu Stauungserscheinungen oder zu Parästhesien in den Armen, so genügt zur Abstellung das Aufwärtsheben der frei beweglichen Arme. Der Verband muß öfter auf seinen festen Sitz nachgeprüft werden. Die Übungsbehandlung des krankseitigen Armes beginnt sofort nach Abklingen der ersten Verletzungsschmerzen. Die Behandlung kann nach Mitteilung der notwendigen Richtlinien an den Verletzten von vornherein *ambulant* durchgeführt werden. Die Abb. 35 zeigt den fertigen Verband in Vorder- und Rückansicht, die Abb. 36 die zugehörigen Röntgenbilder: man erkennt

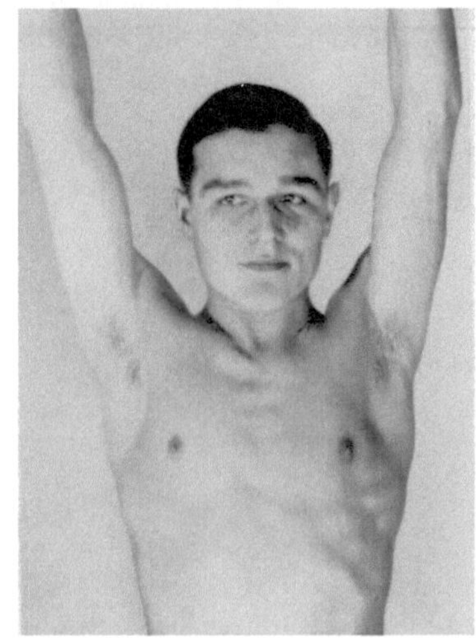

Abb. 38.

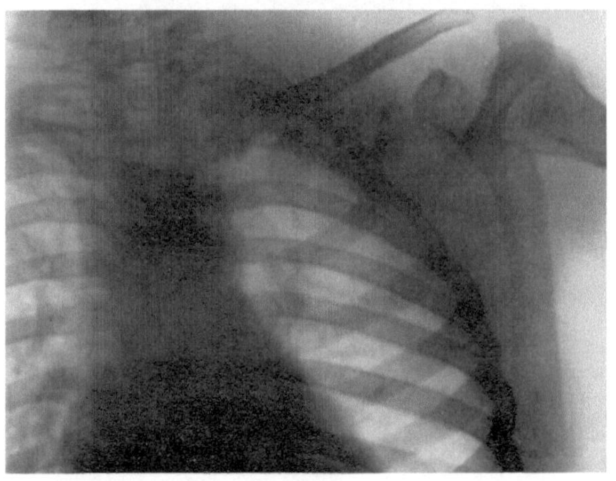

a

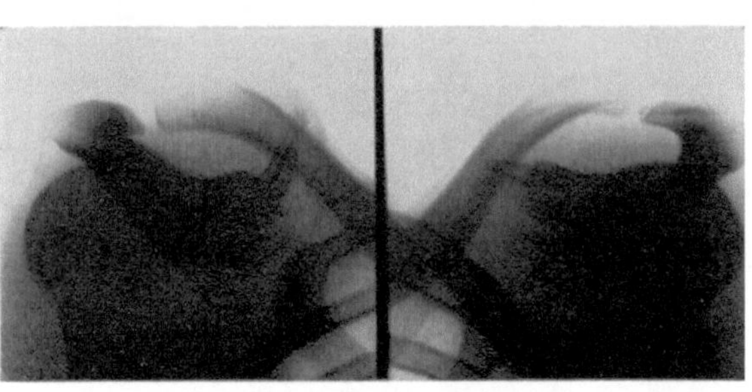

b

Abb. 37 a und b. Röntgenbilder: a einfache Aufnahme bei der Einlieferung; b Belastungsprüfung bei der Nachuntersuchung.

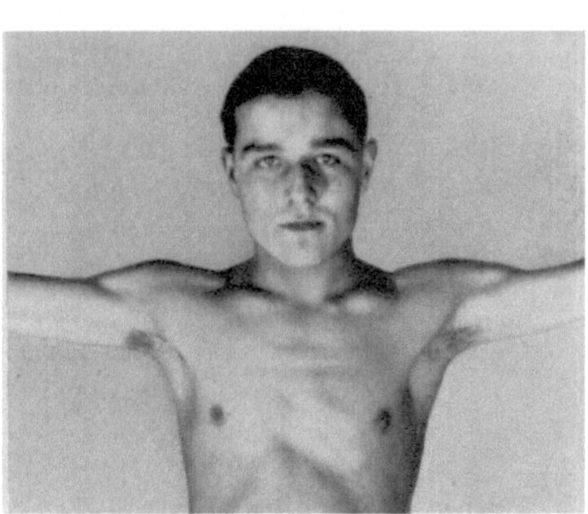

Abb. 39.
Abb. 38 und 39. Funktion völlig frei.

Abb. 37 bis 39.   6 Jahre nach vollständiger Schultereckverrenkung links.

im ersten Röntgenbild die das Schulterdach um doppelte Schlüsselbeindicke überragende Stufe, im zweiten die tadellos eingerichtete Stellung im Verband.

Der Rucksackverband eignet sich zur Beseitigung *aller Grade* der Schultereckverrenkung und kann in *allen Lebensaltern* angewendet werden. Zur Behandlung von *Prellungen* ist er nicht erforderlich. Bei *unvollständigen* Verrenkungen läßt man ihn 3—4 Wochen, bei *vollständigen* 4—6 Wochen einwirken. Den Zeitpunkt zur endgültigen Entfernung des Verbandes kann man mit Hilfe der

Belastungsprüfung des Schultereckgelenkes bestimmen. Wenn diese gegen Ende der beabsichtigten Festlegungsdauer bei zeitlich entferntem Verband das zuverlässige Zusammenhalten der Gelenkverbindung zeigt, kann der Verband entfernt bleiben. Eine längere Nachbehandlung ist meist nicht erforderlich.

Diese Behandlung hat an den 12 Fällen, die ihr bisher unterworfen wurden, nie enttäuscht. Die

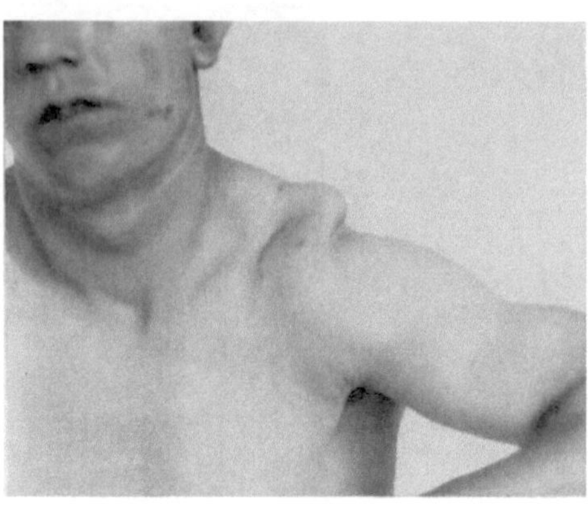

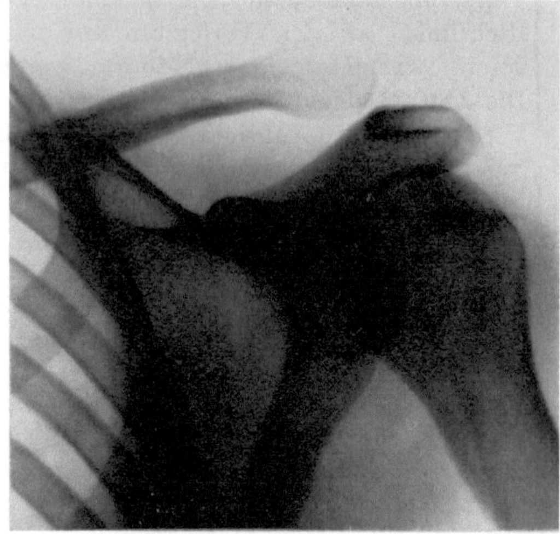

Abb. 40.   Abb. 41.

Abb. 40. Ausgangsbefund bei der Einlieferung.

Abb. 41. Einfaches Röntgenbild dazu (der Verrenkungsgrad ist, wie ein Vergleich mit dem Photo ergibt, durch unzweckmäßige Aufnahmetechnik zu gering dargestellt).

Abb. 40 bis 45. 1½ Jahre nach vollständiger Schultereckverrenkung links.

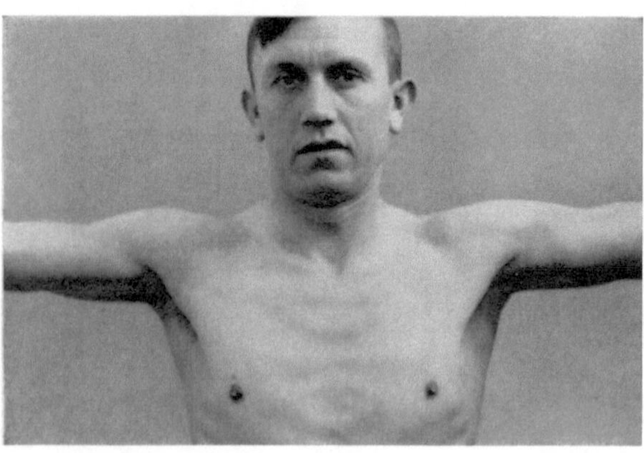

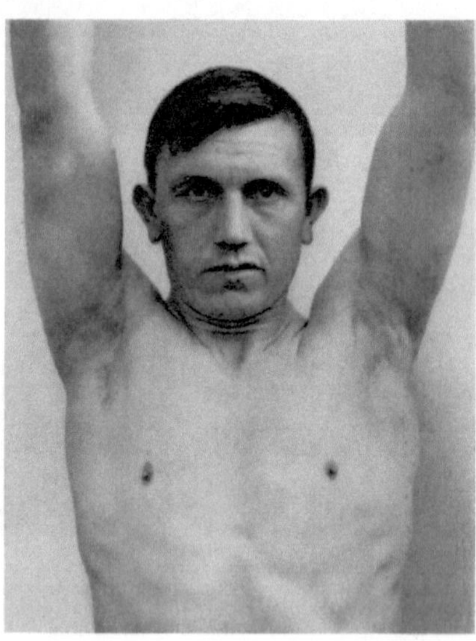

Abb. 42.   Abb. 43.

Abb. 42 und 43. Nachuntersuchungsbilder: Funktion frei.

funktionellen Ergebnisse waren stets vollkommen. In 2 Fällen blieb eine unscheinbare Schlüsselbeinstufe zurück. In 2 Fällen kam es zur Ausbildung einer habituellen Verrenkung, wobei nur bei bestimmten, praktisch unwichtigen Bewegungen eine kleine weder anatomisch noch funktionell störende Schlüsselbeinstufe hervortritt. In 8 Fällen war die Verrenkung vollständig beseitigt. Sämtliche Verletzte wurden innerhalb von 6 Wochen in ihren körperlich meist schweren Berufen wieder voll arbeitsfähig. Die Behandlung bringt also mit einfachen Mitteln und in kurzer Zeit die Mehrzahl der Fälle zur Idealheilung. Sie macht auch die anatomisch nicht völlig Geheilten vollkommen

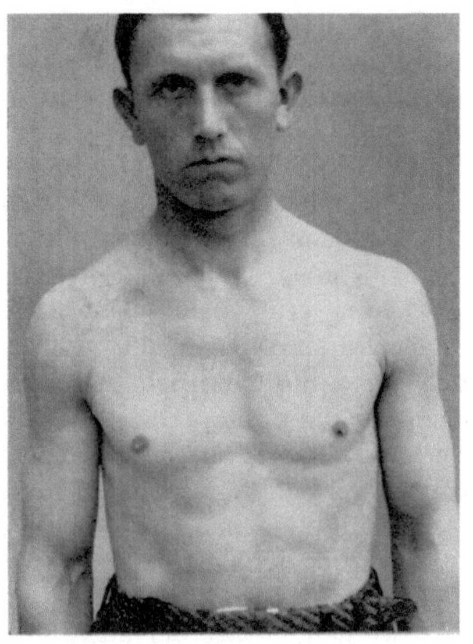

Abb. 44.

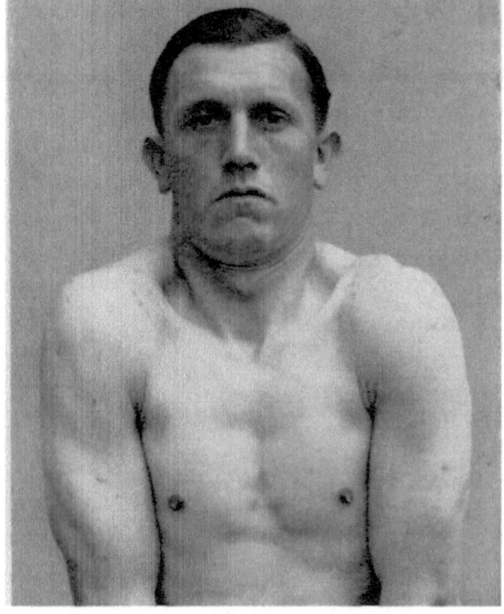

Abb. 45.

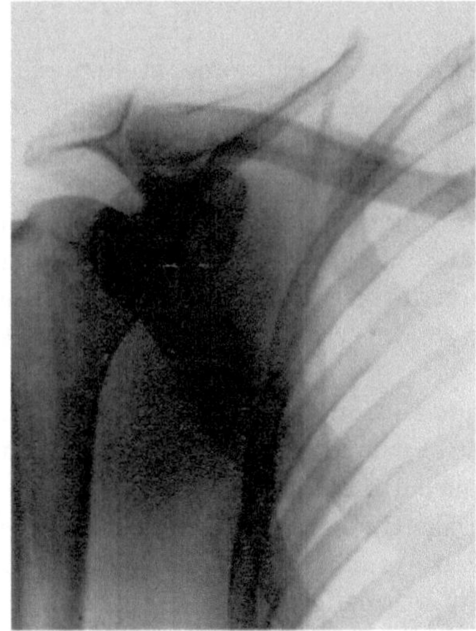

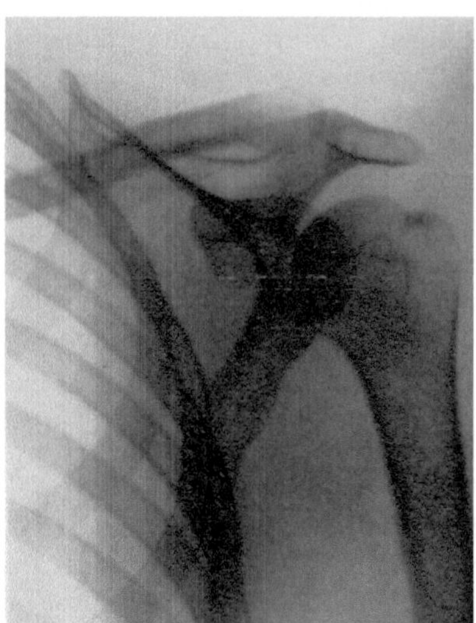

Abb. 46.

Abb. 44—46. Nachuntersuchungsbilder: In Normalhaltung keine Schlüsselbeinstufe. Nur in Überlastungshaltung klinisch und röntgenologisch geringe Subluxationsstellung.

leistungsfähig und beschwerdefrei, so daß wir zu primär operativen Eingriffen keinen Anlaß finden.

Die beiden zuletzt besprochenen Behandlungsverfahren erfüllen die auf S. 415 aufgestellten zur Idealheilung der Schultereckverrenkung führenden Forderungen: Sie legen das Schultereckgelenk nach genauer Einrichtung der Verrenkung so fest, daß die zerrissenen Kapsel- und Bänderteile anatomisch richtig miteinander verheilen können. Sie geben allen Gelenken des Armes von vornherein volle Bewegungsfreiheit und lassen auch im Schultereckgelenk geringe Bewegungen zustande kommen, die, ohne die Einrichtungsstellung zu stören, eine Gelenkverödung hintanhalten. Über Behandlungsergebnisse mit dem BÖHLERschen Verband liegen außer den allgemein gehaltenen Äußerungen BÖHLERs und seiner Schüler EHALT und SCHNEK keine Einzelangaben vor. Den einzigen ,,partiellen'' Mißerfolg meldet WUNSCH. Eine nähere Nachprüfung, ob es sich hierbei um einen anatomischen oder funktionellen Fehlschlag handelt, ist mir nicht möglich, da die Originalarbeit in der mir nicht geläufigen russischen Sprache geschrieben ist. Es ist möglich, daß mit dem BÖHLERschen Verband die Beseitigung der Schlüsselbeinstufe in einem noch höheren Prozentsatz gelingt, als mit der Stella dorsi. Denn die Schienung ermöglicht vielleicht eine noch genauere Daueradaptation der Gelenkenden. Da man aber erfahrungsgemäß in vielen Fällen auf ein völliges Verschwinden der Stufe ohne Schaden für die Leistungsfähigkeit verzichten kann, bevorzugen wir die Stella. Denn sie ist für den Verletzten angenehmer als der Schienenverband, weil sie im Gewicht leichter ist und unter der Kleidung unauffälliger getragen werden kann. Ein besonderer Vorzug der Stella dorsi liegt darin, daß sie überall mit einfachen Mitteln herstellbar ist, was besonders bei Sport- und bei Feldverletzungen im Krieg und Frieden von Wert ist. Denn behelfsmäßig kann statt mit Filz auch mit *Watte,* mit *Zellstoff* oder mit *wollenen Tüchern* gepolstert werden. Statt der Idealbinden können *Gazebinden* oder breite *Gummihosenträger* verwendet werden. Die Abb. 37 bis 45 zeigen die Erfolge an den zwei ersten nach diesem Verfahren behandelten vollständigen Schultereckverrenkungen[1].

Eine *zusammenfassende Sichtung* der heute zur Verfügung stehenden Verfahren zur unblutigen Behandlung der *frischen* Schultereckverrenkung ergibt folgendes:

1. Eine *praktisch brauchbare Heilung* der Schultereckverrenkung ist nicht notwendig an die einwandfreie Wiederherstellung der anatomischen Verhältnisse gebunden. Ein gutes *funktionelles* Ergebnis läßt sich mit großer Sicherheit durch die rein oder überwiegend funktionelle Behandlung erreichen, wenn auf die Beseitigung der Knochenverlagerung vom Verletzten kein großer Wert gelegt wird.

2. Zur *Idealheilung aller Verrenkungsgrade* führen bei Verletzten *aller Altersklassen* mit genügender Sicherheit nur die Verfahren, bei denen auf Grund einer ausreichenden Festlegung des eingerichteten Schultereckgelenkes die Übungsbehandlung des unbehinderten krankseitigen Armes schon vom Beginn der Behandlung ab betrieben wird. Bei allen anderen Verfahren muß bei ihrer Anwendung in höherem Lebensalter mit funktionellen Fehlschlägen gerechnet werden. Der BÖHLERsche Verband scheint den Vorteil einer völlig sicheren anatomischen Heilung zu bieten. Die *Stella dorsi* erreicht mit einfacheren, überall greifbaren Mitteln annähernd das gleiche. Sie bietet hierbei die Vorzüge, weniger lästig zu sein und unauffälliger unter der Kleidung getragen werden zu können als der Schlüsselbeinschienenverband.

---

[1] Da die Belastungsprüfung des Schultereckgelenkes zur Zeit des Behandlungsbeginns dieser Fälle (1934 bzw. 1938) noch nicht ausgearbeitet war, können primäre Überlastungsbilder nicht gebracht werden.

Zur Behandlung der seltenen Sonderform der Verrenkung, die mit einer Verbreiterung der Schulter einhergeht, eignet sich die Stella dorsi mit *dünnem* Achselkissen.

3. Bei Verletzten diesseits des 35. Lebensjahres führen auch die *Abduktionsverbände* mit auswärts gedrehtem Arm zur Idealheilung. Unter ihnen eignet sich der DEUBNERsche Verband besonders gut zur Beseitigung der Schultereckverrenkung mit Diastase (EHALT). Die Behandlungsdauer nimmt bei der Verwendung dieser Verbände jedoch durch eine nach Abnahme des Verbandes nötig werdende Übungsbehandlung gleichsinnig mit dem Alter bzw. der Gelenkversteifung des Behandelten zu.

4. Die *Heftpflasterverbände* sind in ihrer Wirkung besonders bei *vollständigen Verrenkungen* deshalb nicht zuverlässig, weil sie häufig schlecht vertragen werden und zum Abrutschen neigen.

5. Die *Adduktionsverbände* dürfen nicht länger als 1 Woche getragen werden, da sie — regelmäßig bei älteren Leuten, häufig aber auch bei jungen — zu schwer austilgbaren Versteifungsschäden führen. Sie eignen sich also nur zur kurzen Ruhigstellung des Schultereckgelenkes mit dem Ziel der funktionellen Behandlung.

6. Für die Behandlung der *unvollständigen* Schultereckverrenkung gilt das oben Gesagte sinngemäß. Vielfach heilt sie schon unter rein funktioneller Behandlung auch anatomisch voll befriedigend.

7. Die *Prellung* des Schultereckgelenkes soll überhaupt nur funktionell behandelt werden.

II. Die blutige Einrichtung der Schultereckverrenkung.

Die operative Vereinigung der traumatisch gesprengten Verbindung zwischen Schlüsselbein und Schulterblatt wurde zum erstenmal von COOPER im Jahre 1856 ausgeführt. Er wendete sie in 3 veralteten Fällen mit gutem kosmetischem und funktionellem Erfolg an. Nach operativer Freilegung der auseinander gewichenen Knochenenden *resezierte* er ihre Gelenkflächen, richtete die Verrenkung ein und vereinigte die Knochen durch einen Silberdraht miteinander, dessen Enden er durch Bohrlöcher im Schlüsselbein und im Schulterdach (Akromion) führte und fest zusammendrehte.

Ausgedehntere Verbreitung fand die operative Einrichtung der Schultereckverrenkung erst mit Zunahme der aseptischen Sicherheit. Hand in Hand mit ihrer vermehrten Anwendung ging die Abwandlung der alten und die Ausarbeitung neuer Operationsverfahren.

Die Verfahren sollen vorerst ohne jede kritische Beurteilung beschrieben werden:

1. Operationen mit dem Ziel der Beseitigung des Schultereckgelenkes.

COOPERs oben geschilderte Arthrodese des Schultereckgelenkes wurde von ihm selbst in 3 Fällen (1856—60), von J. WOLF (beschrieben von WIRZ) (1889) in 1 Falle und von LE BEC (1894) in 1 Falle mit doppelseitiger Schultereckverrenkung angewendet. In allen diesen Fällen handelte es sich um *veraltete* Verrenkungen. COOPER entfernte die fixierenden Silberdrähte planmäßig 5 Wochen nach der Operation wieder. J. WOLF sah sich 4 Monate nach der Operation wegen einer Fistelbildung zu der gleichen Maßnahme genötigt. LE BEC ließ die Drähte einheilen.

Die Erfolge waren kosmetisch zufriedenstellend. In COOPERS und LE BECS Fällen trat die erwünschte Ankylose zwischen Schlüsselbein und Schulterdach ein; in J. WOLFS Fall kam eine *bindegewebige Überbrückung* des Gelenkspaltes mit geringer Beweglichkeit im Schultereckgelenk zustande. Die Gebrauchsfähigkeit des zugehörigen Armes erlangten die Operierten von COOPER und von LE BEC wieder. Über J. WOLFS Fall liegt kein Spätergebnis vor; die Gebrauchsfähigkeit des Armes wurde von ihm mit Sicherheit erwartet.

Zur Behandlung *frischer* Schultereckverrenkungen wird die Arthrodese von KRIEGER LASSEN (1933) und von MITCHELL (1926) empfohlen.

MITCHELL sah nach Gelenkresektion und subperiostaler Fesselung der Knochen mit durch Bohrkanäle geführten *Seidenfäden* die Funktion in 14 Tagen völlig wiederkehren.

DUNCKERS Versuch (1927), eine ältere Verrenkung durch zapfenförmige Einfügung des Schlüsselbeins ins Schulterdach unter Befestigung mit Bronzedraht zu heilen, scheiterte an einem kurz darauf erfolgtem Sturz des Kranken auf die Schulter, der die Drahtnaht sprengte.

MANNHEIM (1931) konnte eine veraltete operierte Verrenkung der BIERschen Klinik nachuntersuchen. $^3/_4$ Jahre nach *Knochenbolzung mit Tibiaspahn* fand er außer Belastungsunfähigkeit der operierten Schulter ein gutes Ergebnis mit freier Beweglichkeit des Armes und guter anatomischer Wiederherstellung.

HANKE und DULLE berichteten kürzlich (1939) über einen von REHN operierten Maurer mit 8 Tage alter Schultereckverrenkung. Das Gelenk wurde durch einen *Knochenspahn aus dem Darmbeinkamm* überbrückt, der einerseits am Schlüsselbein, andererseits an der Schulterblattgräte durch Drahtnaht befestigt wurde. Nach 7wöchiger Ruhigstellung im Abduktionsgips und weiterer Übungsbehandlung bestanden geringe Bewegungseinschränkung des Armes und Belastungsschmerzen an den Drahtstellen.

KLIMOW (1936) empfahl, für veraltete Fälle, bei denen eine unüberwindliche Muskelkontraktur die Einrichtung des Schlüsselbeins verhindert, die *Resektion des vorstehenden* Schlüsselbeinteils, die schon FRACASSINI sowie MORESTIN angewendet hatten.

CHAVANNAZ und LOUBAT erwogen bei *totaler* Schlüsselbeinverrenkung mit schwerer Entstellung und Druckerscheinungen von seiten des Plexus brachialis die operative Entfernung des ganzen Schlüsselbeins.

2. Gelenkfesselungen mit Draht-, Seiden- oder Fasciennaht.

Im Jahre 1894 führten ALBERS in 1 Fall und KRECKE in 2 Fällen unabhängig voneinander die Vereinigung des Schlüsselbeins mit dem Schulterdach durch Silberdrahtnaht *ohne Gelenkresektion* aus, also offenbar in der Absicht, wieder eine gelenkige Verbindung zwischen diesen Knochen zustande zubringen. ALBERS begann am 8., KRECKE am 9. Tag post. op. mit der Übungsbehandlung. J. E. MOORE berichtet 1902 über einen ebenso operierten Fall. Alle Kranken wurden bald (bis 3 Wochen) nach dem Unfall operiert. Die Drähte heilten bei ALBERS und KRECKES Kranken ein. MOORE entfernte sie nach 5 Wochen, weil er nachteilige Spätfolgen fürchtete. Er empfahl als versenkbares Nahtmittel die Verwendung chromierter Känguruhsehnen. Die Erfolge waren kosmetisch und funktionell in allen Fällen gut. Die längste Beobachtungsdauer betrug 6 Monate (KRECKE).

a) Die akromiale Drahtnaht.

In neuerer Zeit empfehlen KMENT, VIDLICKA, FELSENREICH, WAKELEY, BÖHM, KUNTZEN und HANKE-DULLE die akromioclaviculäre Drahtnaht ohne Gelenkresektion.

VIDLICKA (1933) benützt eine Drahtschlinge, die er durch das durchbohrte Schlüsselbeinende führt, und um das Akromion verknüpft. Die Naht der zerfetzten akromialen Bänder beschließt die Operation.

KMENT berichtet aus der SCHLOFFERschen Klinik über 11 Fälle aus dem Jahrzehnt 1922—1932. Die von SCHLOFFER angewendete extraartikuläre Drahtführung ist aus Abb. 47—49 ersichtlich. Sie soll mit Sicherheit ein sekundäres Auseinanderweichen der Knochen verhindern, ihrer Beweglichkeit gegeneinander aber doch einen gewissen Spielraum lassen. Die Ergebnisse werden als gut bezüglich der kosmetischen und der funktionellen Wiederherstellung bezeichnet. Die Erfahrungen erstrecken sich über 10 Jahre. Nachuntersuchungsergebnisse und Einzelheiten über Grad und Dauer des Bestehens der Verrenkung zur Zeit der Operation fehlen in der Arbeit. Die Drähte sind im allgemeinen eingeheilt. Nur in einem Falle war die nach-

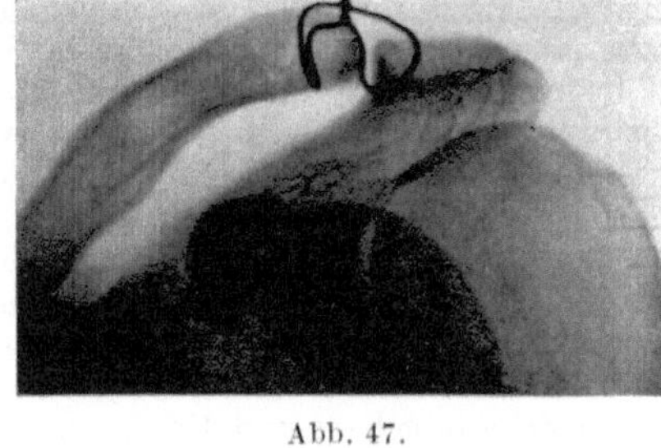
Abb. 47.

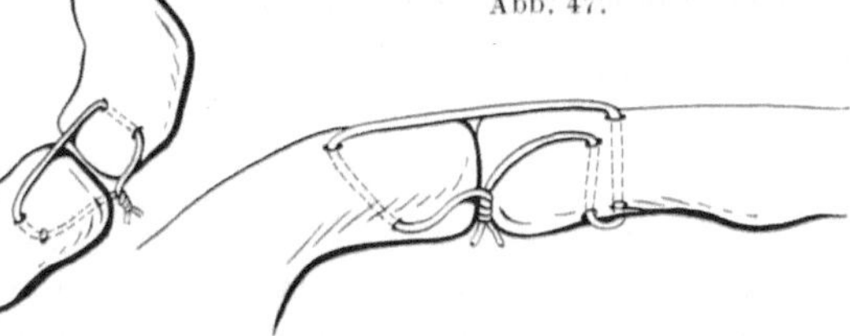
Abb 48.   Abb. 49.
Abb. 47—49. Akromiale Drahtnaht: SCHLOFFERs Drahtführung. (Nach KMENT.)

träglliche Entfernung des zerrissenen Drahtes notwendig. In einem anderen Falle kam es zur Durchschnürung des Knochens durch den Draht. Die Übungsbehandlung wurde bei den ersten Fällen nach 3—4 Wochen, später schon 8 Tage nach der Operation aufgenommen.

FELSENREICH gibt (1935) eine an 6 Fällen der DENKschen Klinik erprobte Drahtführung bekannt, deren Verlauf aus Abb. 50 zu ersehen ist. Der Draht liegt wie beim SCHLOFFERschen Verfahren extraartikulär. Die Drahtführung

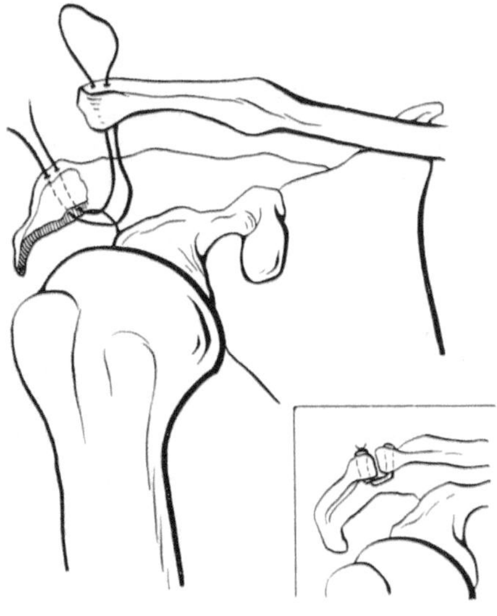
Abb. 50.   Abb. 51.
Abb. 50 und 51. Akromiale Drahtnaht: FELSENREICHs Drahtführung (nach FELSENREICH) und Skizze von MITCHELLs Seidenfadenführung. (Nach BRONNER-SCHRÖDER.)

entspricht der, die MITCHELL 1926 zur Seidennaht des *resezierten* Gelenkes verwendet hatte (Abb. 51). Sie soll dem Schultereckgelenk bei sicherem Zusammenhalt der Knochenenden eine möglichst freie Beweglichkeit sichern. 5 Kranke wurden wegen frischer Verrenkungen, 1 wegen einer veralteten operiert. Unter den Nachuntersuchten, die längstens 6 Monate lang beobachtet wurden, waren 3 völlig beschwerdefrei, arbeits- und sportfähig, bei den 3 anderen bestanden Defektheilungen, die zum Teil auf besondere Unfallkomplikationen zurückgeführt werden. Ruhigstellung auf Abduktionsschiene für 3—4 Wochen.

Wakeley durchbohrt das Schlüsselbein und das Schulterdach zur Drahtnaht *parallel zur Gelenkachse*. Er hat von 1915—1935 5 Kranke so operiert. Die Ergebnisse sind in 3 Fällen, von denen 2 über 20 Jahre und 1 über 13 Jahre beobachtet wurden, anatomisch und funktionell ausgezeichnet. Ein 4. wurde zum aktiven Kriegsdienst eingezogen, vom 5. ist das Endergebnis unbekannt. Ruhigstellung eine Woche, dann Übungsbehandlung.

In dem von Böhm veröffentlichten Fall (Operateur Kortzeborn) handelt es sich um eine *Totalluxation* des Schlüsselbeins bei einem 55jährigen. Sie wurde durch akromioclaviculäre Silberdrahtnaht in eingerichteter Stellung fixiert. Am Brustschlüsselbeingelenk wurde keine operative Befestigung vorgenommen. 7tägige Ruhigstellung im Désaultschen Verband. Die Nachuntersuchung nach 2 Monaten ergibt geringe Bewegungseinschränkung im großen Schultergelenk und Kraftminderung im zugehörigen Arm.

Kuntzen empfiehlt, die Drahtnaht von unten her durch das Akromion zu führen, so daß das körperferne Schlüsselbeinende gut *unter* das Akromion zu liegen kommt: „Dann wird die Hebung des Oberarms immer vollständig möglich sein." Hier wird also offenbar auf die Wiederherstellung des normalen Schultereckgelenkes verzichtet. Nähere Angaben fehlen.

Mannheim berichtet 1931 über 32 seit 1908 an der Bierschen Klinik behandelte Schultereckverrenkungen. Die akromiale Drahtnaht wurde bei 2 *vollständigen* und bei 1 *unvollständigen* Verrenkung angewendet. Alle 3 wurden gebessert entlassen. Bei einem nach $2^3/_4$ Jahren Nachuntersuchten findet sich eine 0,5 cm hohe Stufe. Seitliches Armheben ist nur bis 90° möglich, sonst ist die Beweglichkeit des großen Schultergelenks frei. Bei Belastung und beim Liegen auf der kranken Schulter bestanden Schmerzen.

Hanke und Dulle (Klinik Rehn) berichten 1939 über 22 Verletzte, die mit akromialer Drahtnaht versorgt wurden. Ihre Drahtführung entspricht etwa der von Felsenreich und von Mitchell verwendeten. Die zerrissenen akromialen Bänder werden vernäht. Nach 14tägiger Ruhigstellung im Schulterarmgips physikalische Nachbehandlung. Macht der Draht Beschwerden, so wird er ohne Schaden für die Festigkeit des Gelenkschlusses nach einem Vierteljahr oder später entfernt. Von 22 Operierten ergeben 14 einen guten, 5 einen mäßigen und 3 einen schlechten Heilerfolg. Bei 2 von den Fehlschlägen handelt es sich um veraltete Verrenkungen.

Goffin (1929) warnt vor der akromialen Drahtnaht. Er sah zwar gute anatomische, aber durch Versteifung schlechte funktionelle Ergebnisse. Der Druck der Fessel führt zur Knochenschädigung (Eiterungen, Periostitis, Osteoporose) und zu dauernden Schmerzen.

b) Die akromiale Seidennaht.

geht auf König und Wilms zurück.

Dunker hatte bei einem Kranken zuerst einen Mißerfolg mit *akromialer Seidennaht*. Der starke Seidenfaden war durchschnitten. 4 Wochen später wurde die akromiale Naht mit Bronzedraht unter zapfenartiger Einfügung des Schlüsselbeins ins Akromion wiederholt. Durch Sturz auf die Schulter kam es wieder zur Nahtsprengung. Dauernde Schmerzen machten die Entfernung des Drahtes notwendig. Erst die fast 1 Jahr nach dem Unfall vorgenommene *Vereinigung des Schlüsselbeins mit dem Rabenschnabel durch einen Fascienstreifen* führte die endgültige anatomische Heilung mit Beweglichkeitsausfall um $^1/_3$ des Normalen im großen Schultergelenk herbei.

Bessere Erfolge mit akromialer *Seidennaht* teilt Bürkle de la Camp (1932) mit. Zur Schonung des Schultereckgelenkes legt er seine Bohrlöcher fern vom Gelenk an und führt einen starken Seidenfaden in Achterform hindurch. Neun so Operierte wurden völlig arbeitsfähig.

Unter Mannheims Fällen wurde bei einem mit *unvollständiger* Verrenkung die akromiale *Seidennaht* vorgenommen. Über das Ergebnis ist nichts bekannt.

c) Die akromiale Fascienplastik.

Fascie aus der breiten Muskelbinde des Unterschenkelstreckers verwendete RIEDEL (1929) zur akromialen Befestigung der eingerichteten Gelenkverbindung. Er zog sie bei 2 Kranken durch ein Bohrloch im lateralen Schlüsselbeinende und vernähte die Enden am vorderen und hinteren Periost des Akromions. Einige Nähte vereinigten die Reste des Ligamentum coracoclaviculare mit dem Fascienstreifen.

1933 gab FÜRST aus der zweiten Prager Klinik eine ähnliche, an 5 Fällen mit bestem Erfolg verwendete Fascienplastik bekannt, die genauer beschrieben werden soll.

Hautschnitt entlang dem hinteren Schlüsselbeinrande, der sich bogenförmig dem Akromion zuwendet. Nach Entfernung der Gelenkkapselreste und Abschieben der

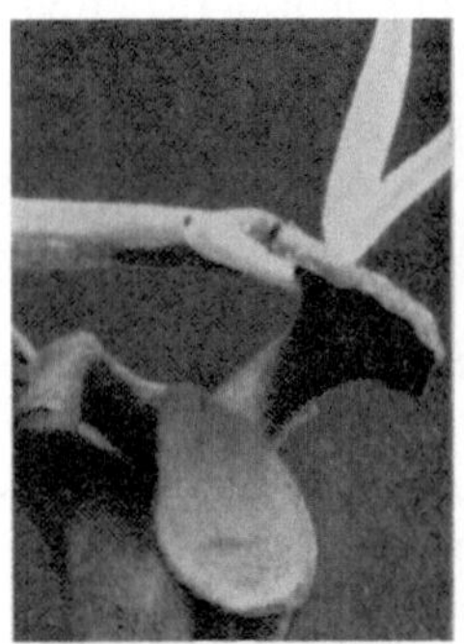
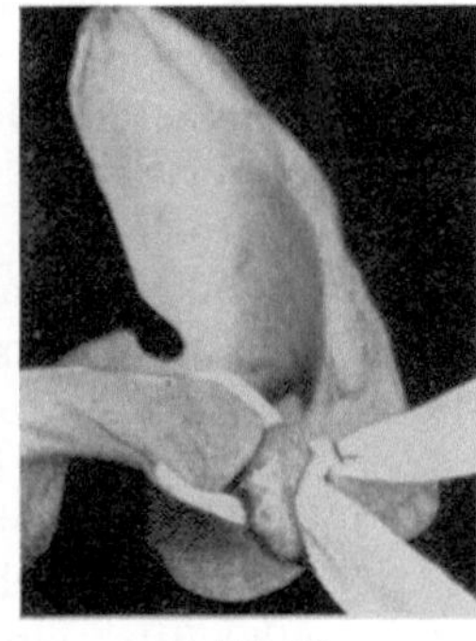
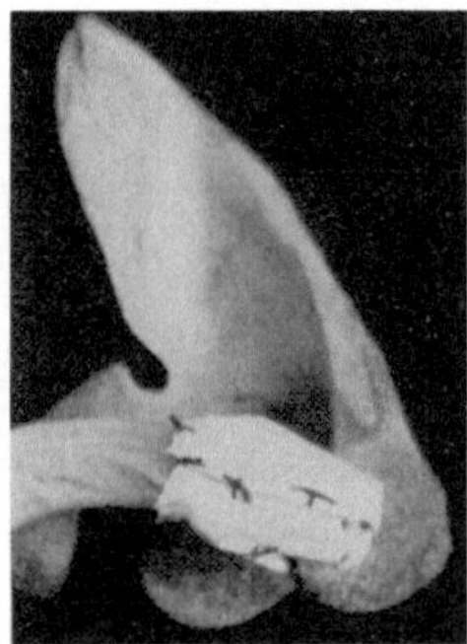

Abb. 52.   Abb. 53.   Abb. 54.

Abb. 52 bis 54. FÜRSTs akromiale Fascienplastik. (Nach FÜRST.)

Weichteile werden das Akromion in schräger und das Schlüsselbein in querer Richtung extraartikulär mit starkem Bohrer durchbohrt. Ein 14—16 cm langer und 1,5—3 cm breiter Streifen der Fascia lata wird durch die Bohrkanäle geführt und nach fester Vereinigung der reponierten Knochen über dem Schulterdach geknüpft und in sich vernäht. Die überstehenden Fascienreste werden zur plastischen Einscheidung des ganzen Gelenkes benützt, so daß sie die Ligamenta acromioclavicularia superius und inferius ersetzen. Sie werden periostal und untereinander vernäht. Nach 8tägiger Ruhigstellung im DÉSAULTschen Verband Beginn mit Bewegungsübungen.

Bei allen 5 Operierten war spätestens 4 Wochen nach der Operation eine unbehinderte Gebrauchsfähigkeit des zugehörigen Armes bei klinisch und röntgenologisch normalem Schultereckgelenk erreicht. Zwei der Kranken wurden über 3, zwei über 2 Jahre beobachtet. Die Abb. 52—54 gibt die Operationstechnik anschaulich wieder.

3. Die Aufrechterhaltung der eingerichteten Stellung durch dauernde oder zeitlich begrenzte Durchbohrung des Gelenkes in der Längsrichtung des Schlüsselbeins.

BÜDINGER beschreibt im Jahre 1900 das von ihm zuerst angewendete Verfahren: „Eine 3 Wochen alte Schultereckverrenkung sollte durch akromioclaviculäre Seidennaht befestigt werden. Als auf diese Weise ein genaues Aneinanderfügen der Knochen nicht gelang, wurde der längste und stärkste Stift des zur Anlegung der Bohrlöcher verwendeten Drillbohrers in offener Wunde vom äußersten Ende des Akromions durch dieses in das reponierte Schlüsselbein entsprechend seiner Längsachse auf eine Länge von 5 cm hineingetrieben und in dieser Lage 18 Tage belassen. Am Schluß des Eingriffes wurde die Wunde nach Naht der zerrissenen Gelenkbänder um den liegenden Bohrer geschlossen. 7 Tage nach Entfernung des Bohrers wurde der Kranke geheilt entlassen." Näheres über das endgültige Ergebnis wird nicht mitgeteilt. Büdinger verspricht sich von der Reizwirkung des Fremdkörpers auf die Gewebe eine Beschleunigung der endgültigen Festigung der zerrissenen Gelenkhaften.

1922 berichtet Kirchmayr über 5 nach Büdinger mit tadellosem kosmetischem und funktionellen Erfolg operierte Kranke. Er läßt den Bohrer 14 Tage liegen und lobt die Einfachheit und die Sicherheit des Eingriffes, den er in örtlicher Betäubung ausführt.

Narath operierte 1909 einen Kranken in ähnlicher Weise, nahm aber statt des Bohrers einen vernickelten Stahlnagel, den er einheilen ließ (s. Abb. 55).

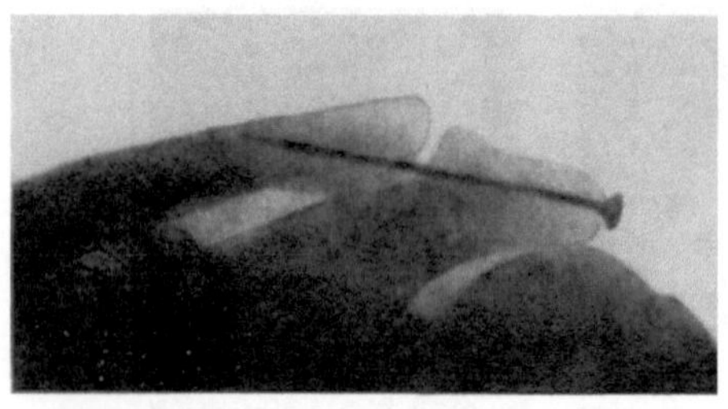

Abb. 55. Nagelung des Schultereckgelenkes. (Nach Narath.)

A. W. Meyer berichtet 1912 über diesen Kranken; der Späterfolg war nicht günstig: Der „Schulterknochen stand vor", der Kranke benutzte seit der Operation mit Vorliebe den gesunden linken Arm.

Steinmann empfiehlt 1925 die temporäre percutane Nagelbefestigung: „Die eher übertriebene Reposition des Schlüsselbeins wird mittels eines von außen durch die Haut unter dem Akromion hindurch in die äußere Claviculahälfte eingetriebenen Nagels fixiert. Nach einigen Wochen wird durch kleine Incision der Nagel wieder herausgezogen." Sofort nach dem Eingriff beginnen die Bewegungsübungen im Schultergelenk. Steinmanns Vorgehen unterscheidet sich von allen ähnlichen dadurch grundsätzlich, daß es die Schultereckgelenkflächen nicht verletzt.

Mannheim berichtet 1931 und 1933 über 4 Verletzte der Bierschen Klinik, bei denen eingerichtete Verrenkungen von einem in offener Wunde durch beide Knochen und durch das Gelenk getriebenen Kirschner-Draht festgehalten wurden. Das äußere Drahtende, das man aus der sonst verschlossenen Operationswunde um einige Zentimeter herausragen läßt, dient zum Herausziehen des Drahtes, das 4 Wochen nach der Operation erfolgt. Nach 4wöchiger Ruhigstellung auf Abduktionsschiene medico-mechanische Behandlung. Es handelte sich um 2 unvollständige und um 2 vollständige Verrenkungen. 1 Kranker stand zur Zeit der Veröffentlichung noch in Behandlung, 2 waren bei der Entlassung gebessert. Das einzige Spätergebnis $^3/_4$ Jahre nach der Operation war nicht einwandfrei, da der Bohrer nicht ganz gefaßt hatte. Es wies eine 0,5 cm. hohe Schlüsselbeinstufe und Schmerzen bei Belastung der kranken Schulter auf. Trotz dieser unsicheren Erfolge wird das Verfahren vom Verfasser gelobt, „da es in einfacher und sicherer Weise und ohne Zurücklassung eines Fremdkörpers die eingerichtete Stellung festhält".

Lauber veröffentlicht 1935 einen Fall der Klappschen Klinik, bei dem diese Drahtung percutan durchgeführt wurde. Ruhigstellung mit Abduktionsschiene. Drahtentfernung nach 5 Wochen. Bei der Entlassung 7 Wochen nach der Operation ist die Beweglichkeit im großen Schultergelenk eingeschränkt.

4. Die sog. indirekten Operationsverfahren: Aufrechterhaltung der Einrichtung durch Fesselung des Schlüsselbeins an den Rabenschnabelfortsatz.

Das nächstliegende und die regelrechten Verhältnisse am natürlichsten wiederherstellende Verfahren ist zweifellos die Naht der bei der Verrenkung zerrissenen Bänder und Kapselteile. W. BAUM in Danzig ist als erster in 3 frischen Fällen mit Erfolg in dieser Weise vorgegangen (1886). Er führte *percutan* eine Fadenschlinge aus karbolisierter Seide hart am lateralen Ende des Schlüsselbeins parallel seiner vorderen und hinteren Kante durch die Haut und durch die Stümpfe der Ligg. acromioclavicularia und verknüpfte ihre Enden nach Einrichtung der Verrenkung über einer Gazerolle. Eine zweite derartige Naht vereinigte die Stümpfe des Lig. coracoclaviculare miteinander und zog das Schlüsselbein fest an den Rabenschnabel heran. Der Arm wurde 3—4 Wochen lang durch eine Mitella ruhiggestellt. Nach 3 Wochen wurden die Nähte entfernt. 4 Wochen nach der Operation bestand Arbeitsfähigkeit. Die Heilung war in allen 3 Fällen anatomisch und funktionell vollkommen.

Seit man über eine sichere Aseptik verfügt, wurde die Naht der zerrissenen Bänder *in offener Wunde* in zahlreichen Fällen allein oder in Verbindung mit zusätzlich sichernden Befestigungsmaßnahmen erfolgreich ausgeführt.

So berichtet BAKULEW 1928 über einen Fall, bei dem das Schlüsselbein aus seinem ausgedehnt abgelösten Periostschlauch heraus geschlüpft war. Nach Wiedereinbringung des Schlüsselbeins in den Periostschlauch und Naht des abgelösten Periosts erfolgte ideale Heilung, so daß am 20. Tage die aktive Beweglichkeit wiederhergestellt war.

ELMGREEN (1900) befestigte das Schlüsselbein, nachdem er die Clavicularportion des Trapezius vom Schlüsselbein abgelöst hatte, mit Catgutnähten an der 1. Rippe und vereinigte die Reste der akromialen und coracoidealen Bänder untereinander durch Catgutnähte. Ruhigstellung in Mitella. 6 Wochen nach der Operation konnte der Operierte nach tadelloser anatomischer und funktioneller Heilung schwere Arbeiten verrichten.

Allein mit der Naht der zerrissenen Bänder erzielten die Heilung DUNLOP (1927), ROBERTS (1934), BERCHINA (1935), sowie CHAVANNAZ und LOUBAT (1927), diese bei *totaler* Schlüsselbeinverrenkung.

DUNLOP empfiehlt, die Naht der oft stark zerfetzten und hart am Knochen abgerissenen Bänder *stets* zu versuchen und nur im Falle der Unmöglichkeit oder der Unzuverlässigkeit der Bändernaht zu anderen Befestigungsmaßnahmen zu greifen.

a) Rabenschnabelnaht mit alloplastischen Nahtmitteln.

BAUM ist mit seiner percutanen Naht des Rabenschnabelbandes zum geistigen Vater der „indirekten" Operationsmethoden der Schultereckverrenkung geworden. Denn BAUM hat als erster den Rabenschnabelfortsatz als Befestigungspunkt für das Schlüsselbein gewählt. Sein Gedanke wurde von DELBET und MOQUOT wieder aufgegriffen oder neu gedacht, die im Jahre 1910 auf Grund von Leichenversuchen ihre „Syndesmopexie" in offener Wunde empfahlen. DELBET und MOQUOT zogen aus der längst bekannten Tatsache, daß die *vollständige* Verrenkung nur bei Zerreißung des Ligamentum coracoclaviculare zustande kommt und daß dies Band die weitaus stärkste Verankerung des Schlüsselbeins am Schulterblatt darstellt, die praktische Nutzanwendung, durch alloplastischen Ersatz dieses Bandes die zerrissenen Bänderreste einander zu nähern und hierdurch ihre Wiederverheilung zu ermöglichen. Einige weitere wesentliche Vorzüge dieses Vorgehens wurden erst später in ihrer vollen Bedeutung erkannt. Sie werden im sichtenden Teil der Arbeit besprochen.

Die Originaltechnik, die später in mannigfacher Weise abgeändert wurde, ist folgende:

Freilegung des Rabenschnabels und des Schulterdaches mit L-förmigem Schnitt. Nach Einrichtung der Verrenkung wird bei erhobenem Arm der Rabenschnabel mit zwei kräftigen Seidenfäden umschlungen (s. Abb. 56). Der eine dieser Fäden wird am Ansatzpunkt des Ligamentum coracoclaviculare um das Schlüsselbein geführt, der andere folgt dem Verlauf des Lig. coracoacromiale bis fast ans distale Schlüsselbeinende, um schlingt es dort und kehrt zum Rabenschnabel zurück. Es folgt die periostale Vernähung der Fäden am Schlüsselbein und am Rabenschnabel und ihre feste Verknüpfung untereinander nach Einrichtung der Verrenkung. Der erste Faden soll also das Lig. coracoclaviculare, der zweite das Lig. acromioclaviculare ersetzen. Die Wunde wird verschlossen und ein ruhigstellender Verband angelegt.

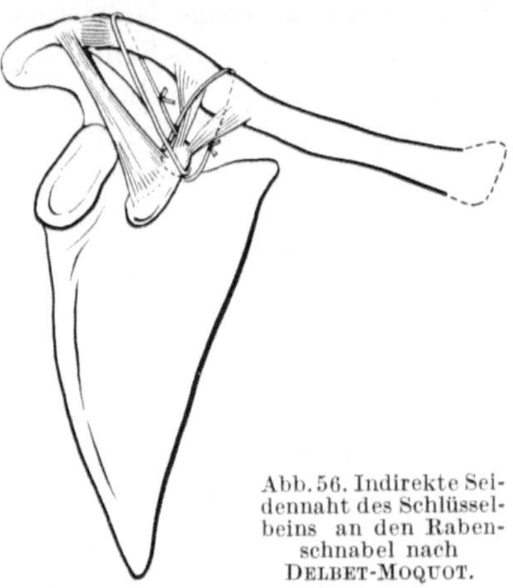

Abb. 56. Indirekte Seidennaht des Schlüsselbeins an den Rabenschnabel nach DELBET-MOQUOT.

Das Verfahren fand besonders in den *romanischen* und *angelsächsischen* Ländern weite Verbreitung. In *Deutschland* wurde es von DUNCKER, der es neu erfand, von PILZ und von ROST angewendet.

DUNCKER fesselte 1927 das Schlüsselbein mit einem dem Tractus ileotibialis entnommenen *Fascienstreifen* an den Rabenschnabel. Es handelte sich um eine veraltete Verrenkung, die er vorher zweimal vergeblich operiert hatte (Akromioclaviculäre Seiden- und Drahtnaht). Der Erfolg der letzten Operation war kosmetisch einwandfrei. Funktionell verblieb auf Grund alter Versteifungen eine Bewegungseinschränkung im Schultergelenk um $1/3$ des Normalen. Der Verletzte wurde als Schuhmacher arbeitsfähig.

PILZ (1928) verwendete zunächst einen kräftigen *Seidenfaden* zum Ersatz der zerrissenen Ligamenta coracoclavicularia. Nach 3 Wochen trat die Verrenkung wieder auf, weil der Faden gerissen war. Nachdem in einer zweiten Operation statt des Seidenfadens *Stahldraht* verwendet wurde, ergab sich bei der 63jährigen Frau ein voller kosmetischer und funktioneller Erfolg, der 9 Monate hindurch beobachtet wurde.

Auch ROST (1933) nahm *Draht*. Er bohrte Schlüsselbein und Rabenschnabel an, um den Draht möglichst zu versenken. 14 Tage nach der Operation konnte bei tadelloser Stellung mit Bewegungsübungen begonnen werden. Das $1/2$ Jahr lang beobachtete Dauerergebnis war kosmetisch und funktionell einwandfrei.

Aus dem Ausland berichten über gute Erfolge mit der *Seidenfadenfesselung* des Schlüsselbeins an den Rabenschnabelfortsatz außer DELBET noch BOTREAU-ROUSSEL, WATKINS, BERCHINA, KLIMOV.

DELBET bevorzugt dicke *Seidenfäden,* weil der zunächst verwendete Silberdraht bei den früh vorgenommenen Bewegungsübungen mehrfach zerriß.

BOTREAU-ROUSSEL (1927) führten in einem erfolgreich operierten Falle den dreifachen Seidenfaden in 8förmiger Umschlingung um Schlüsselbein und Rabenschnabel.

WATKINS (1926) zog wie BERCHINA (1935) und BOWERS (1935) den starken Seidenfaden durch *Bohrkanäle* in Schlüsselbein und Rabenschnabel. WATKINS legte postoperativ bei fast senkrecht erhobenem Arm einen Thoraxgips an und senkte den Arm in den nächsten 3 Wochen schrittweise, um nach 8 Wochen völlige Arbeitsfähigkeit zu erzielen.

KLIMOV (1936) wandte die Seidenfadenfesselung in 5 Fällen mit Erfolg an, von denen 3 veraltet und arbeitsunfähig waren.

Ebenso verfuhr HAGGART (1933), fügte aber eine *Wiederherstellung der Gelenkkapsel* durch einen Fascienstreifen hinzu, den er durch Bohrkanäle im Schlüsselbein und im Akromion führte.

VALENTINI (1929) befestigte in einem Falle das Schlüsselbein am Rabenschnabel mit einem 3 mm dicken *Gummistreifen,* den er 8mal um die Knochen herumwickelte und so fest anzog, daß die Knochen einander berührten. Die beiden Enden des Gummistreifens wurden durch eine feste Seidenligatur zusammengehalten. Der Gummi wurde durch 15 Minuten langes Kochen in 2%iger Carbollösung sterilisiert. Der Erfolg war gut, obgleich das Röntgenbild keine volle Berührung der Gelenkteile zeigte. Etwa 4 Wochen nach der Operation konnte der Verletzte seine Arbeit als Steinmetz wieder aufnehmen.

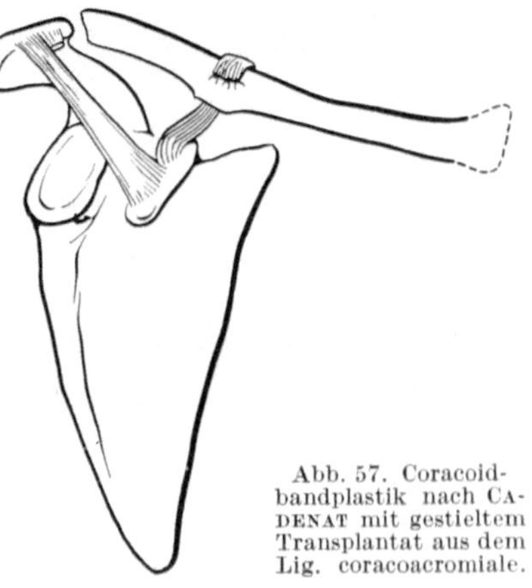

Abb. 57. Coracoidbandplastik nach CADENAT mit gestieltem Transplantat aus dem Lig. coracoacromiale.

Über einen zweiten auf die gleiche Art erfolgreich operierten Fall berichtet DE FRANCESCO (1933). Er wies im Tierversuch nach, daß ein ins Gewebe versenkter Gummi 8 Monate hindurch seine Elastizität behält.

b) Rabenschnabelnaht mit körpereigenem lebendem Gewebe.

Körpereigenes lebendes Gewebe wird als freies oder gestieltes Transplantat zur Coracoidbänderplastik verwendet. CADENAT verpflanzt das Ligamentum coracoacromiale gestielt auf das Schlüsselbein. Er geht folgendermaßen vor (s. Abb. 57): Das Ligamentum coracoacromiale wird in seinem hinteren Anteil abgetrennt, durch die Trapeziusfasern hindurchgeführt und am hinteren oberen Rand des Schlüsselbeins periostal angenäht. Die Naht der zerrissenen Ligamenta acromioclavicularia vervollständigt die Gelenkwiederherstellung.

Auch RINANOPOLI berichtet 1936 über zwei gute Erfolge mit diesem Verfahren.

RAPANT schlägt 1935 einige Abänderungen für diese Operation vor, deren eine seine Anwendung auch dann gestattet, wenn das Ligamentum coracoacromiale für das CADENATsche Originalverfahren zu kurz ist.

1. Ein zu kurzes, aber ausreichend festes und breites Band kann in ganzer Breite oder zum Teil (nach Längsspaltung) durch ein im Schlüsselbein angelegtes Bohrloch gezogen und dann mit seinem freien Ende am oberen Schlüsselbeinperiost angenäht werden. Durch Raffnähte zwischen beiden Schenkeln des gespaltenen Bandes kann dann das Schlüsselbein noch näher an den Rabenschnabel herangezogen werden. Über 7 mit demselben Vorgehen geheilte Fälle berichtet CAMPOS 1939 (4wöchige Ruhigstellung im Gipsverband).

2. Mit einem *ausreichend langen* Ligamentum coracoacromiale können beide Bestandteile des Ligamentum coracoclaviculare, nämlich das Ligamentum

trapezoideum und das Ligamentum conoideum plastisch ersetzt werden: Nach Längsspaltung des schulterblatteigenen Bandes und nach Abtrennung beider Teile vom Akromion wird das Ende der einen Bandhälfte am Tuberculum conoi-

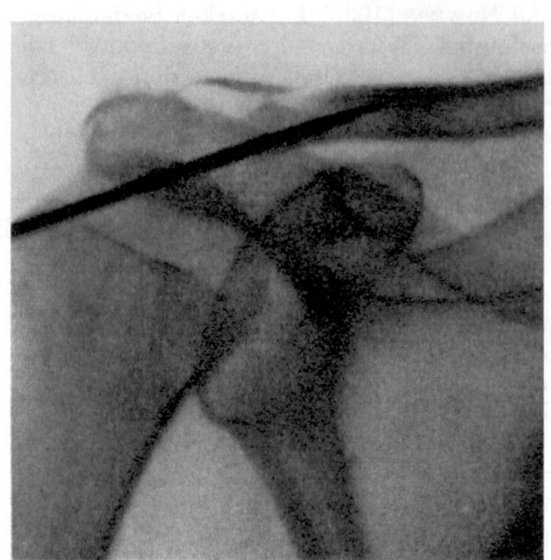

deum des Schlüsselbeins, das Ende der anderen Bandhälfte an der Anheftungsstelle des Ligamentum trapezoideum mit den Bänderresten und dem Periost durch Naht vereinigt.

STEINMANN (1924) empfiehlt für rückfällige Verrenkungen und für solche, bei denen wegen ausgedehnter Bandzerreißungen ein Rückfälligwerden zu befürchten ist, den Ersatz oder die Verstärkung des Bandapparates durch einen gestielten Periostknochenlappen aus dem äußeren Schlüsselbeinende, der um seine periphere Basis über das Gelenk herübergeschlagen und auf dem Akromion befestigt wird (Abb. 58).

Abb. 58. STEINMANNs Periost-Knochenplastik aus dem äußeren Schlüsselbeinende zur Verstärkung der subakromialen Nagelung.

DUNLOP erzielte in einem Falle Heilung durch Verstärkung der ihm unzuverlässig erscheinenden Coracoidbändernaht mit einem Stück Fascie aus dem Deltoideusrand.

Frei transplantierte Streifen aus der Fascia lata femoris zum plastischen Ersatz des Coracoidbandes verwendeten DUNCKER (1927), WILSON (1927), BUNNEL (1928), CARRELL (1928), PRINI und BREA (1929), HENRY (1929), BROGLIO (1931), BERCHINA (1935) und MEYERDING (1937).

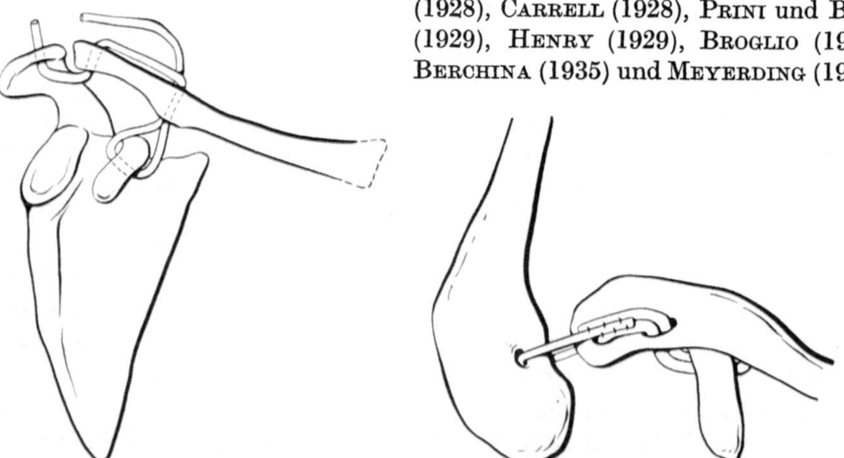

Abb. 59 und 60. BUNNELs Rabenschnabel-Gelenkbänderplastik mit Fascia lata-Streifen.
Abb. 59 Ansicht von vorn, Abb. 60 Aufsicht.

DUNCKERs Vorgehen wurde auf S. 438 beschrieben.

BUNNELs Fascienplastik verfolgt das Ziel, die Ligamenta conoideum und trapezoideum, die Ligamenta acromioclavicularia und die Gelenkkapsel zu ersetzen bzw. zu verstärken. Entsprechend Abb. 59—60 wird im Akromion nahe dem Kapselansatz ein Bohrloch angelegt und zwei weitere Bohrlöcher im Schlüsselbein, eines in Gelenknähe, das zweite in Höhe des

Coracoidbandansatzes.   Ein 10 Zoll langer und 1 Zoll breiter Fascienstreifen wird so durch die Bohrkanäle gezogen, daß er den Rabenschnabel umschlingt und das Gelenk unten und

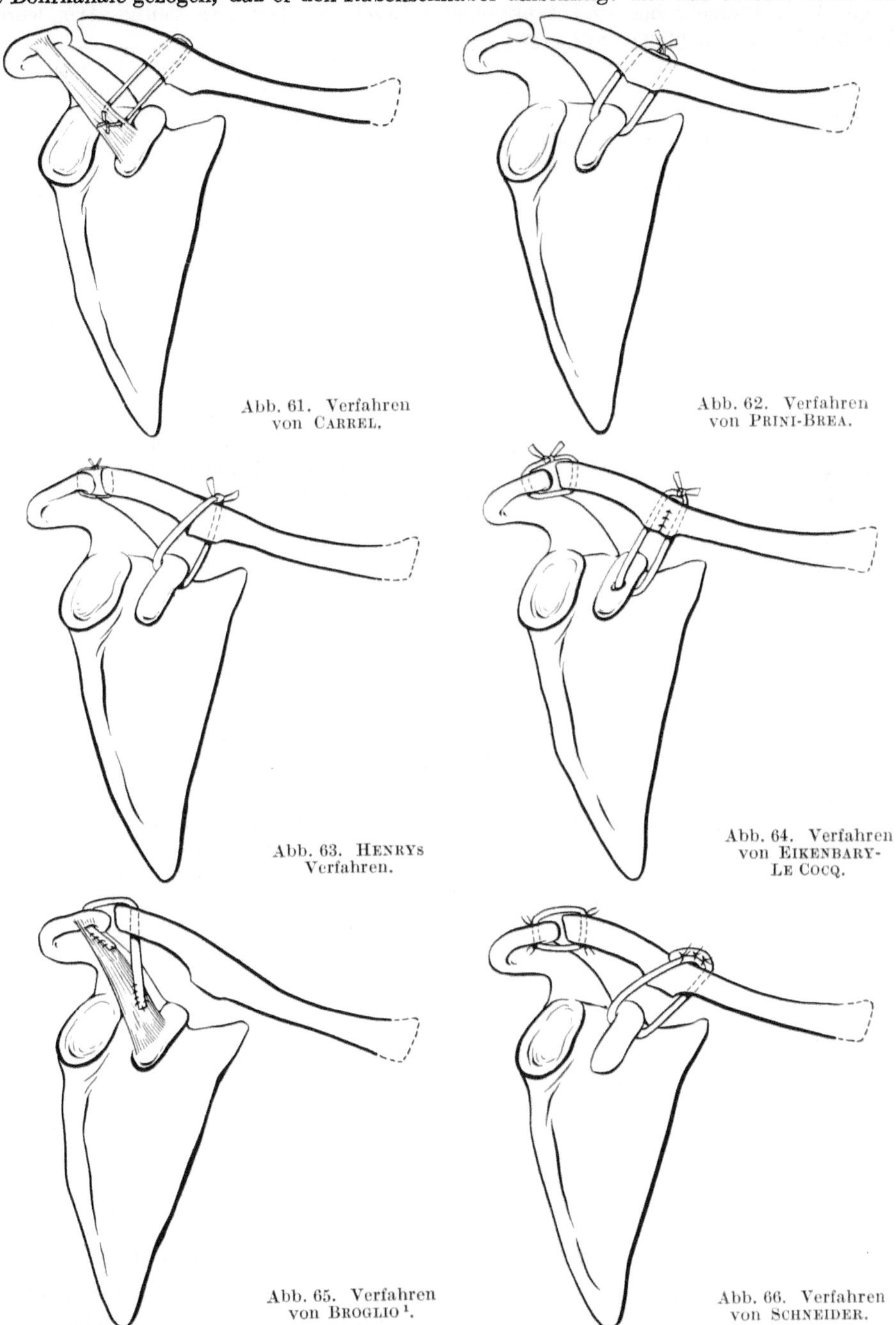

Abb. 61. Verfahren
von CARREL.

Abb. 62. Verfahren
von PRINI-BREA.

Abb. 63. HENRYS
Verfahren.

Abb. 64. Verfahren
von EIKENBARY-
LE COCQ.

Abb. 65. Verfahren
von BROGLIO [1].

Abb. 66. Verfahren
von SCHNEIDER.

oben überbrückt.   Jetzt wird die Verrenkung eingerichtet, das Schlüsselbein fest an den Rabenschnabel herangezogen und die Enden des Fascienstreifens untereinander und am

---

[1] Der mediale Schenkel des Fascienstreifens ist zu kurz gezeichnet.   Er muß bis an den Rabenschnabel reichen.

Periost vernäht. Die Reste des Fascienstreifens werden zur Kapselverstärkung verwendet. Die Plastik ersetzt also sämtliche zerrissenen Bänder. Bunnel erzielte in einem Falle ein günstiges kosmetisches und funktionelles Ergebnis. Der gleichseitige Arm wurde 2 Wochen in einer Schlinge festgelegt.

Carrell führt den Fascienstreifen durch 2 Bohrkanäle im Schlüsselbein und vernäht die Enden mit dem Rabenschnabelansatz des Ligamentum coracoacromiale. Catgutnähte der Gelenkbänder vervollständigen die Plastik. 2 Fälle wurden mit Erfolg so operiert (Abb. 61).

Ähnlich gehen Prini und Brea vor: Der Fascienstreifen wird um den Rabenschnabel hinter den Muskelansätzen des Coracobrachialis, Biceps und kleinen Brustmuskels hindurchgeführt und seine zwei Enden durch je ein Bohrloch im Schlüsselbein geleitet, um an dessen Oberfläche miteinander verknüpft und periostal vernäht zu werden (Abb. 62).

Henry umschlingt Schlüsselbein und Rabenschnabel subperiostal mit einem 14 cm langen und 2 cm breiten Fascienstreifen und vernäht seine Enden nach Einrichtung der Verrenkung miteinander. Die Drahtnaht des Schlüsselbeins ans Akromion beendet den Eingriff. In 10 bis 12 Wochen erreicht er völlige Heilung (Abb. 63).

Eikenbary und le Cocq (1933) umschlingen das periostentblößte Schlüsselbein mit einem durch ein Bohrloch im Rabenschnabel gezogenen Fascienstreifen und stellen durch einen zweiten, durch Bohrlöcher im Schlüsselbein und im Akromion gezogenen Fascienstreifen das Gelenk wieder her. Ruhigstellung des Armes auf Abduktionsschiene über 6 Wochen. 3 gute Erfolge (Abb. 64).

Broglio vereinigt zunächst das Schlüsselbein mit dem Akromion durch einen subperiostal durch Bohrlöcher gezogenen starken Seidenfaden. Über diese Naht legt er einen Fascienstreifen, dessen eines Ende er am akromialen Ansatz des Ligamentum coracoacromiale vernäht, während er das andere Ende über die Verrenkung hinwegführt und an der Muskelansatzstelle des Rabenschnabels befestigt. Das Periost des Schlüsselbeins und des Akromions wird über dem Fascienstreifen vernäht. Das Verfahren bewährte sich in 2 Fällen (Abb. 65).

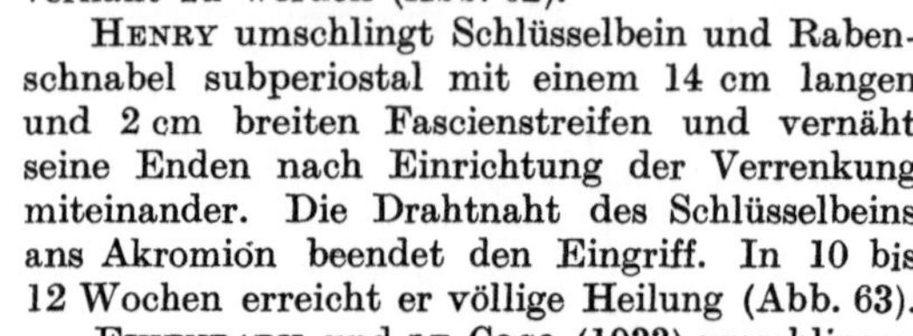

Abb. 67. Verfahren nach Meyerding.

Schneider (1933) stellt das Schultereckgelenk durch einen Fascienstreifen wieder her, den er durch Bohrkanäle im Schlüsselbein und im Akromion führt und außen mit Matratzennähten am Periost feststeppt. Durch einen zweiten Fascienstreifen vereinigt er das Schlüsselbein mit dem zügelartig umschlungenen Rabenschnabel (Abb. 66). Die Nachbehandlung wird unter Freilassung der Schulter mit einer 6 Wochen getragenen Dillehunt-Schiene durchgeführt, die den zunächst am Rumpf fixierten Arm allmählich bis zur Wagerechten hebt. Zwei Berufsakrobaten wurden auf diese Weise völlig wiederhergestellt und berufsfähig gemacht.

In ähnlicher Weise verfährt Meyerding (Abb. 67). Ein breiter Fascienstreifen umschlingt den Rabenschnabel. Seine freien Enden werden gekreuzt um das Schlüsselbein geführt, verknotet und in sich sowie am Periost vernäht. Ein schmälerer Fascienstreifen wird durch Bohrlöcher im äußeren Schlüsselbeinende und im Akromion geführt. Seine überstehenden Enden umhüllen das Gelenk und werden an der Vorderseite des Gelenkes verknüpft und vernäht. Ruhigstellung des Armes für 4—6 Wochen. Heilung 3 Monate nach der Operation. Die überstehenden Enden des Fascienstreifens, die das Schultereckgelenk einscheiden sollen, wurden in der Abb. 67 fortgelassen, um die Übersicht nicht zu stören.

III. Kritische Bewertung der Operationsverfahren.

Es ist falsch, von einer operativen „Behandlung" der frischen Schultereckverrenkung zu sprechen. Denn die Operation stellt nur einen Teil der Behandlung dar, nämlich die Wiederherstellung normaler anatomischer Verhältnisse und die Maßnahmen zu ihrer Aufrechterhaltung. Der zweite, nicht weniger wichtige Teil der Behandlung, die Wiederherstellung der *Leistung* des Schultergelenkes kommt durch den Ausdruck „operative Behandlung" nur zu leicht in Gefahr, über dem Interesse an der Operation als solcher ungebührlich vernachlässigt zu werden. Um dieser Gefahr zu begegnen, wird hier nur von der operativen „Einrichtung" der Schultereckverrenkung gesprochen. In der gleichen Absicht wurden bei der Schilderung der Operationsverfahren auch stets die *Nachbehandlungsmaßnahmen* besprochen, soweit sie aus den betreffenden Arbeiten hervorgingen.

Die Zahl der zur Beseitigung der Schultereckverrenkung empfohlenen Operationen ist groß. Sie steht der der konservativen Verfahren nicht viel nach. Setzt man sie in Beziehung zu der Zahl der bekannt gewordenen operierten Krankheitsfälle, so ergibt sich die groteske Tatsache, daß etwa auf jeden zweiten Operierten eine neue Operationsmethode kommt. Das könnte falsche Rückschlüsse auf den allgemeinen Wert der operativen Einrichtung wachrufen, wenn man kritiklos die allgemeine ärztliche Erfahrung zugrunde legte, daß eine Krankheit um so schwerer heilbar ist, je mehr Behandlungsmöglichkeiten für sie in Anwendung sind. Inwieweit das zutrifft, wird sich im folgenden zeigen. Das Behandlungsziel bleibt, ob die Einrichtung blutig oder unblutig vorgenommen wird, bei der *frischen* Schultereckverrenkung das gleiche. Mutet man dem Verletzten aber die Gefahren und Unannehmlichkeiten einer Operation zu, so muß als Ergebnis der Behandlung mit noch größerer Sicherheit die Idealheilung, also die völlige Wiederherstellung der Gestalt und der Leistung des Schultereckgelenkes gefordert werden, als das mit den besten unblutigen Verfahren erwartet werden kann.

Die *veraltete* Verrenkung wird im allgemeinen nur dann Gegenstand der operativen Behandlung, wenn schwere *anatomische* Veränderungen (Arthritis, Knochenabschliffe u. ä.) oder *physiologische* Umstellungen die Gelenkfunktion erheblich stören, oder wenn schwere *subjektive* Beschwerden *dringend* Abhilfe verlangen. Rein *kosmetische Wünsche* werden den Träger einer veralteten Schultereckverrenkung nur höchst selten zum Arzt führen. Für die *veraltete* Verrenkung kommt die *Arthrodese* des Schultereckgelenkes in Betracht. Es müssen als zwei grundsätzlich verschiedene Operationsziele unterschieden werden, nämlich die *Wiederherstellung* und die *Verödung* des Schultereckgelenkes.

Die Wege, die zu diesen Zielen führen, werden unten kritisch besprochen.

Die Gefahren, die dem gewünschten Erfolg drohen, sind vorher zu bedenken und auf ein Minimum zu beschränken.

Der Behandlungserfolg kann gefährdet werden:

1. durch unzureichende Maßnahmen. Voraussetzung zu ihrer Vermeidung sind a) die genaue *Einrichtung* der Verrenkung; b) die richtige Wahl des *Orts und des Mittels zur Befestigung* des Schlüsselbeins; c) die richtige Leitung der *Nachbehandlung:* Entsprechend dem früher (unblutige Behandlung S. 415) festgelegten Behandlungsplan soll die Ruhigstellung benachbarter Gelenke räumlich und zeitlich auf das Mindeste beschränkt werden.

2. durch schädigende Maßnahmen. Hierher gehören alle das Schultereckgelenk dauernd oder vorübergehend störenden und reizenden Eingriffe und alle seine freie Beweglichkeit *endgültig* einengenden Maßnahmen.

Grundsätzlich muß dem Schültereckgelenk seine durch eine Reihe von Operationsmethoden schwer vernachlässigte Eigenschaft als *Gelenk* wieder vorbehaltslos eingeräumt werden, um so mehr, als es auf alle traumatischen Schädigungen nicht nur selbst sehr empfindlich und nachhaltig reagiert, sondern darüber hinaus durch seine Erkrankung sogar die Funktion des gesamten Schultergürtels auf das Schwerste beeinträchtigt. Solche Schädigungen werden durch den Unfall, der die Verrenkung oder die Subluxation oder die Distorsion herbeiführt, in Gestalt von Kapsel- und Bänderzerreißungen und von Quetschungsherden am Gelenkinnern einschließlich dem Diskus gesetzt. Sie können in mehr oder weniger vollkommener Weise ausheilen, können aber in ungünstigen Fällen zu chronisch arthrotischen Veränderungen führen, die ihren Träger nicht nur fortgesetzt peinigen, sondern sogar zeitlebens durch schmerzhafte Schultersteifen zum Krüppel machen. Es sind dieselben Veränderungen, die seit Jahrzehnten als wesentlicher Bestandteil der zum Formenkreis der „Periarthritis humeroscapularis" gehörenden Erkrankungen einen großen Teil des chirurgisch-orthopädischen Schrifttums füllen. Diese primär durch den Unfall gesetzten Schädigungen müssen als schicksalsmäßige Gegebenheiten hingenommen werden. Keinesfalls aber darf die *Behandlung* dem Gelenk *neue* Schädigungen zufügen. Die *Funktion des Schultereckgelenkes* ist vielmehr der Angelpunkt, um den sich alle therapeutischen Überlegungen und Maßnahmen zu drehen haben. Erscheint ihre Wiederherstellung auf operativem Wege unter Berücksichtigung aller die Anzeigestellung beeinflussenden Faktoren aussichtsreich, dann hat auch die *Ausführung* der Operation diesem leitenden Grundsatz Rechnung zu tragen: Alle vermeidbaren Eingriffe in die nach dem Unfall nochverbliebene Unversehrtheit des Gelenkes, aber auch alle endgültigen Einengungen seiner Bewegungsfreiheit gefährden das Endergebnis, weil sie der Entstehung einer reaktiven Arthrose Vorschub leisten.

Bewerten wir die bekannten Operationsmethoden unter diesem leitenden Grundsatz, in welchen endgültigen Funktionszustand sie das Schultereckgelenk versetzen, dann ergibt sich die Einteilung in 4 große Gruppen:

A. Operationen, die das Schultereckgelenk *ausschalten, beseitigen.*

B. Operationen, das das Schultereckgelenk *schädigen müssen.*

C. Operationen, die das Schultereckgelenk *schädigen können.*

D. Operationen, die das Schultereckgelenk *nicht schädigen.*

Nach dieser Einteilung kommt man zu einer ähnlichen Beurteilung wie ROST, der die *direkten,* am Schultereckgelenk selbst angreifenden Operationsverfahren den *indirekten,* am Rabenschnabel angreifenden gegenüberstellt, nämlich zu der, daß die *indirekten* Verfahren allgemein den *direkten überlegen* sind. Nach ROSTs Einteilung findet jedoch einmal die für bestimmte Fälle durchaus berechtigte *Arthrodese* nicht die ihr gebührende Hervorhebung als klassisch gute Operation, zum anderen hat seither FÜRST in seiner akromialen Gelenkplastik ein ROST noch nicht bekanntes *direktes* Operationsverfahren bekannt gegeben, das alle hier aufgestellten Grundsätze und Forderungen erfüllt.

1. Operationen, die das Schultereckgelenk ausschalten.

a) Die *Arthrodese* des Schultereckgelenkes (COOPER). *Ziel:* Knöcherne Vereinigung der das Gelenk bildenden Knochen zur Beseitigung der kosmetisch störenden Stufe und zur Behebung von schweren arthritischen und rheumatoiden Beschwerden. Die Beweglichkeit des Armes im großen Schultergelenk bleibt soweit erhalten, wie es der Beweglichkeitsverlust im Schultergürtel zuläßt. Dieser hängt von dem Grade ab, in dem das Brutschlüsselbeingelenk die Schultereckgelenkfunktion mit übernimmt. Die Ausbildung einer beweglichen Bindegewebs-überbrückung (WIRZ, MITCHELL), einer Art Syndesmose, ist ein Zufallergebnis, mit dem man nicht rechnen kann. Oft geht der Gewinn an Beweglichkeit zu Lasten des kosmetischen Erfolgs: KRIEGER LASSEN fand bei der Nachuntersuchung von 4 wegen frischer Schultereckverrenkung mit COOPERscher Arthrodese Behandelten nur die 2 Verletzten symptomfrei, bei denen die Naht nicht gehalten hatte. Die 2 anderen zeigten schmerzhafte Bewegungseinschränkungen im Schultergelenk und Schmerzen bei Belastung der Schulter, so daß Berufswechsel notwendig wurde.

Anzeige. Ausschließlich bei veralteten Fällen, selten aus kosmetischen Rücksichten, meist zur Beseitigung quälender *arthritischer Schmerzen* oder *rheumatoider Narbenbeschwerden* in allen Lebensaltern.

Technik und Nachbehandlung. Ausgiebige Beseitigung des Narbengewebes, ausreichende Gelenkresektion mit Entfernung des Diskus. Gute Einpassung der Nachbarknochen. Befestigung mit kräftigem Bindemittel (V 2 A-Stahldraht, Känguruhsehne).

Ruhigstellung des Schultereckgelenkes bis zur knöchernen Verheilung, also 4—6 Wochen, aber möglichst mit Verbänden, die dem Arm seine Beweglichkeit in allen Gelenken belassen (BÖHLERs Schlüsselbeinschiene, Stella dorsi). Bei Verletzten diesseits des 35. Lebensjahres kann auch eine Abduktionsschiene angelegt werden.

b) *Zusätzliche Festigkeitsmaßnahmen,* wie *Verschränkung, Verkeilung, Verhakung* der Knochen ineinander (DUNCKER) oder Bolzung mit Tibiaspahn oder Elfenbeinstift (BIER) werden sich bei solchem Vorgehen meist erübrigen. REHN verwendet nach HANKE-DULLE zur Arthrodese bei *frischen* Verrenkungen einen Knochenspahn aus dem Darmbeinkamm.

c) Für die *Schlüsselbeinresektion* (FRACASSINI, PACI, KLIMOW) wird nur in seltenen Ausnahmefällen ein dringendes Bedürfnis bestehen. Bei wirklich hindernder Narbenverkürzung der Muskeln (Sternocleidomastoideus, Trapezius) scheinen mir vorbereitende orthopädische oder blutige Maßnahmen zur Muskelverlängerung mit nachfolgender Arthrodese des Schultereckgelenkes physiologischer zu sein. Sie versprechen auch bessere kosmetische Ergebnisse als die einseitige Schlüsselbeinverkürzung.

2. Operationen, die das Schultereckgelenk schädigen müssen.

In diese Gruppe gehören die *Bohrungen, Nagelungen* und *Drahtungen,* die das Schultereckgelenk in der Längsrichtung des Schlüsselbeins durchfahren, wie sie von BÜDINGER und KIRCHMAYR, von NARATH, von BIER-MANNHEIM und von KLAPP-LAUBER ausgeführt wurden. Nur STEINMANNs Nagelung bildet eine Ausnahme. STEINMANNs Nagel wird unter dem Akromion entlang an den *Schlüsselbeinschaft* herangeführt und dringt schräg von unten durch die Corticalis ins Schlüsselbein ein. Er verletzt also das Gelenk nicht notwendig, wenn er auch in die gefährdende Nähe des Schulter- und des Schultereckgelenkes kommt. Der Nagel stellt eine Verlängerung des Schlüsselbeins zum Zweck seiner zeitigen (d. h. temporären) Verriegelung unter dem Akromion dar.

Alle anderen obengenannten Operationen bringen eine Durchbohrung des Gelenkes mit sich. Durch die eingeführten Fremdkörper werden an den Gelenkflächen und am Diskus neue zusätzliche Verletzungen gesetzt, die zu reaktiven

Veränderungen im Gelenk führen müssen, ganz gleich ob der Fremdkörper nur vorübergehend oder endgültig in seiner Lage belassen wird. Die Verfahren *rechnen* sogar mit diesen Fremdkörperreizen wie mit Heilfaktoren, die die bindegewebige Festigung der gesprengten Verbindung beschleunigen sollen (Büdinger). Darin, daß sie das Schultereckgelenk in seiner Bedeutung als Gelenk unterschätzen, liegt die grundsätzliche Schwäche dieser Verfahren. Die Folge solcher Eingriffe muß nach allgemeinen gelenkchirurgischen Erfahrungen eine *Teilverödung* des Gelenkes sein, da neben verödeten Bezirken noch gut erhaltene bestehen bleiben. Teilverödete Gelenke aber bleiben Störenfriede im Organismus. Sie funktionieren nicht richtig, nicht ausgiebig genug, sie erkranken chronisch-arthrotisch und peinigen ihren Träger fortgesetzt. Sie sind die Ursachen des größten Teils aller Heilverfahren- und Rentenausgaben der Versicherungsgesellschaften, sie stellen das Hauptbehandlungskontingent aller medico-mechanischen Institute, sie haben sogar einen großen Operationszweig der Chirurgie ins Leben gerufen, nämlich die Arthrodesenchirurgie, die nichts anderes will, als teilversteifte Gelenke durch Anfrischung der benachbarten Knochenflächen unter Beseitigung der letzten Synovialisreste zur knöchernen Verheilung, zur endgültigen festen Versteifung zubringen. Es ist unverständlich, warum man die heilige Scheu vor der unnötigen Verletzung von Gelenkflächen, die seit v. Langenbeck jedem Chirurgen geläufig ist, allein dem Schultereckgelenk versagen zu können glaubt.

Die Erfolgsberichte der ausgeführten Operationen dieser Gruppe vermögen diese allgemein-chirurgisch einwandfreien Feststellungen nicht zu entkräften. Schon Rost wies auf den Widerspruch in Mannheims Arbeit hin, in der die Drahtung nach Bier warm empfohlen wird, obgleich keiner der nachuntersuchten Operierten beschwerdefrei war. Büdinger und Kirchmayr bringen nur Früherfolge, die für die Beurteilung des Verfahrens nicht ausreichen. Über Naraths Kranken berichtet A. W. Meyer 1912, also 3 Jahre nach der Operation. Der Verletzte selbst war zur Nachuntersuchung nicht auffindbar, aber von seiner Frau erfuhr man, „daß er zwar arbeiten könne, daß er aber seit der Operation mit Vorliebe den gesunden linken Arm gebrauche, daß der Schulterknochen vorstehe und daß der Nagel nicht entfernt wurde“. Ins Ärztliche übersetzt heißt dies vom Berichterstatter als befriedigend bezeichnete Spätergebnis: „Schlechter kosmetischer und schlechter funktioneller Erfolg mit Schlüsselbeinstufe und Umschulung auf den gesunden Arm als Selbsthilfe.“ Auf Grund der Fehlbeurteilung durch den ersten Berichterstatter schleppt sich dieser „Glanzfall“, der allen Nachahmern als warnendes Beispiel dienen müßte, kritiklos übernommen durch das gesamte einschlägige Schrifttum der letzten 30 Jahre. Laubers 73jähriger Kranker wurde 7 Wochen nach percutaner Drahtung mit erheblicher Bewegungseinschränkung im großen Schultergelenk entlassen.

Ich glaube, die Untauglichkeit des Verfahrens zur Genüge dargelegt zu haben, und halte mich im Interesse der Sache für verpflichtet, vor seiner Wiederholung zu warnen.

3. Operationen die das Schultereckgelenk schädigen können.

Es sind dies die Operationsverfahren, die nach dem Vorgehen von Cooper das Schlüsselbein mit *starren Mitteln* (Draht) ans Schulterdach fesseln, ohne jedoch das Schultereckgelenk zu resezieren. Dem *Ziel* der Operation, der Wiederherstellung eines leistungsfähigen Schultereckgelenkes, tragen die Arten der Drahtführung, wie sie in neueren Arbeiten empfohlen werden, besser Rechnung als die ursprünglich verwendeten. Während man früher größeren Wert auf eine möglichst haltbare und innige Aneinanderkoppelung der gesprengten Gelenkteile legte (KRECKE verwendete zwei, MOORE sogar drei Silberdrahtnähte), bemühen sich die jüngeren Anhänger der Drahtnaht mehr darum, den Bewegungen im Schultereckgelenk durch besondere Anordnung der stets in der Einzahl verwendeten Drahtschlinge möglichst viel Spielraum zu geben.

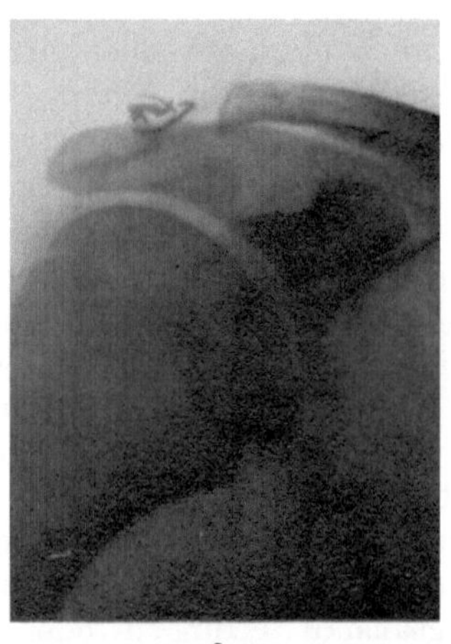
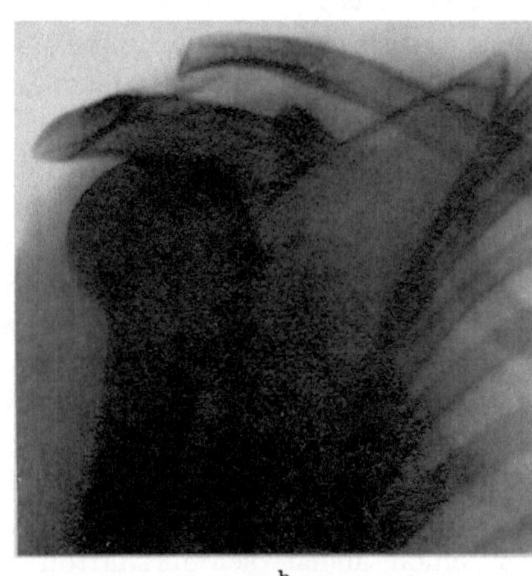

a   b

Abb. 68 a und b. a 17 Jahre nach akromialer Drahtnaht. Der Draht liegt in viele kleine Stücke zerfallen (Korrosionsfolge) als ein Knäuel im Schultereckgelenk. b Das Überlastungsbild 28 Jahre nach der Verletzung (rechts) zeigt die veraltete vollständige Verrenkung und einen bei einfacher Aufnahme nicht sichtbaren Kalkschatten.

Ein klares Urteil über die Leistungsfähigkeit dieser Methode ist nach den Erfahrungen der Heidelberger Klinik nicht möglich, nach den Mitteilungen anderer Autoren schwer.

Unter den Verletzten der Heidelberger Klinik wurden zwei mit akromialer Drahtnaht versorgt. Bei dem einen ambulant von VOELCKER Operierten riß der Draht kurze Zeit nach der Operation (s. Abb. 68 a, b) und wurde 17 Jahre später entfernt, da die Drahtreste Schmerzen in der Schulter verursachten. Die Verrenkung blieb bestehen. Das funktionelle Spätergebnis ist ausgesprochen schlecht. Der zweite wurde mit freier Beweglichkeit und behobener Verrenkung entlassen. Er trug postoperativ 16 Tage einen Abduktionsgips und wurde 38 Tage lang nachbehandelt. Ein Spätergebnis ist nicht bekannt, da der Verletzte inzwischen verstorben ist.

Die im Schrifttum bekannt gegebenen Ergebnisse werden meist als gut bezüglich der Kosmetik und der Funktion bezeichnet. Wenn auch in vielen Arbeiten nähere Angaben besonders über den Grad der Beweglichkeit im großen Schultergelenk fehlen, so ist an der Tatsache nicht zu zweifeln, daß das Verfahren bei zweckmäßiger, extraartikulärer Führung der Drahtschlinge seine Aufgabe zunächst erfüllen kann. Aber Mißerfolge anatomischer und funktioneller Art bleiben nicht aus. Sie werden in allen Berichten über größere Operationsreihen mit einer gewissen Regelmäßigkeit gemeldet, und ihre Ursachen tragen den Charakter des „typischen Ereignisses". Die Ursachen dieser Mißerfolge haben uns besonders zu beschäftigen, wenn wir den allgemeinen Wert des Verfahrens kennenlernen wollen.

Anatomische Fehlschläge kommen zustande durch eine Sprengung der *Naht,* die durch Drahtriß oder durch die Durchschnürung der vom Draht umspannten Knochenteile bedingt sein kann.

Funktionelle Fehlschläge beruhen meist auf den Erscheinungen einer *schmerzhaften Schultersteife,* die primär im Anschluß an die Operation oder sekundär als Späterscheinung auftreten kann, oder auf *arthrotischen Veränderungen im Schultereckgelenk oder in seinen Nachbargelenken.*

Wenn man diese zum Mißerfolg führenden Möglichkeiten auf einen gemeinsamen Nenner bringen will, so findet man ihn in dem *Mißverhältnis, das zwischen den muskulären, auf die gefesselten Knochenteile übertragenen Bewegungsimpulsen und der Unnachgiebigkeit der Fessel besteht.*

Drahtriß und Knochendurchschnürung beweisen den *Zwang,* der der freien Beweglichkeit des Schultereckgelenkes durch die Fesselung auferlegt wird. Schon seine normale Beanspruchung führt zur Sprengung des fesselnden Drahtes oder, wenn dessen Haltbarkeit zu groß ist, zur allmählichen Durchschnürung der gefesselten Knochenteile durch den Draht infolge einer fortschreitenden Drucknekrose. Das Schultereckgelenk ist ein Kugelgelenk mit großem Aktionsradius. Wenn man ihm seine Funktion erhalten oder wiedergeben will, so kann man das nur, wenn man sie ihm *ganz* wiedergibt. Eine starre Fessel, die nicht alle physiologischen Bewegungen des Gelenkes in vollem Umfange zwanglos zuläßt, wird entweder einen meist schmerzhaften Bewegungsausfall bedingen oder der Sprengung durch Drahtriß oder durch Knochendurchschnürung erliegen (Schnek, Krieger Lassen, Dunlop, Wilson, Broglio, Watkins u. a.). Die Schmerzen sind meist der Ausdruck von Fehlbeanspruchungen der Gelenkflächen, die zur arthrotischen Erkrankung des Schultereckgelenkes und seiner Nachbargelenke und auf diesem Weg zur schmerzhaften Schultersteife führen können.

Viele Möglichkeiten können derartige fehlerhafte Fesselungen veranlassen.

1. Das *Anziehen des Drahtes* läßt sich schwer dosieren. Wird zu scharf angezogen, so wird der Gelenkschluß zu eng, zumal der dämpfende Diskus bei der Operation meist entfernt wird. Die Folge ist ein gegenseitiger Druck der Gelenkflächen aufeinander bei Ruhe in der Längsrichtung und bei Bewegungen in den verschiedensten Seitenrichtungen.

2. Der Draht kann die von ihm überspannten *Gelenkränder* mechanisch durch *Druck oder Reibung* zu reaktiven Abwehrmaßnahmen zwingen, was besonders in bestimmten Endstellungen des Gelenkes zur Geltung kommt.

3. Der Draht wirkt *physikalisch-chemisch* als Fremdkörper, wenn sich seine Baustoffe dem Gewebe gegenüber elektrisch nicht indifferent verhalten und wenn sie gegenüber den Einflüssen der Körpersäfte nicht korrosionsbeständig sind.

4. Der Draht wird an einer von Arbeitern beim Tragen auf der Schulter viel beanspruchten Körperstelle versenkt, die ein nur dünnes Weichteilpolster trägt. Die Belastung dieser Stelle ist entweder auf Grund von Schmerzen unmöglich oder sie führt zur Druckschädigung der Weichteile oder des Knochens durch den Draht, was subjektiv wieder Schmerzen, objektiv Anpassungsmaßnahmen des Körpers nach sich zieht (Schwielen- oder Schleimbeutelbildung, Felsenreich). Oft zwingen diese Beschwerden zur Drahtentfernung (Büdinger,

BRUCKER, FÜRST, MANNHEIM, HANKE u. a.) und hiermit zu einer *zweiten*, wenn auch wenig eingreifenden *Operation*.

Daß diese Gefahren nicht nur theoretisch bestehen, beweisen die Mitteilungen des Schrifttums:

Zahlreiche Arbeiten, denen Fernergebnisse zugrunde liegen, kommen auf Grund der oben dargelegten Mängel zur *Ablehnung der akromialen Drahtnaht* (GOFFIN, DUNCKER, MANNHEIM, BÜDINGER, CADENAT, BOTREAU-ROUSSEL, DUNLOP, RAPANT, BRONNER-SCHRÖDER, OTTOLENGHI u. v. a.).

Auch die Arbeiten, die sich *für* das Verfahren einsetzen, müssen fast ausnahmslos zugeben, daß es in einem gewissen Prozentsatz der Fälle zu Fehlschlägen führt. Nur WAKELEY hat 100%ige Erfolge. FELSENREICH kommt bei Vergleich seiner kurzfristigen Operationserfolge mit den von KRENN gefundenen Nachuntersuchungsergebnissen der an der gleichen Klinik (DENCK) *konservativ* Behandelten zu keinem klaren Bild über die jeweils richtige Anzeigestellung.

In jüngster Zeit bricht HANKE wieder eine Lanze für die akromiale Drahtnaht und weist auf Grund seiner Nachuntersuchungsergebnisse an 22 Verletzten die Behauptung von der Minderwertigkeit dieser Art der operativen Einrichtung zurück. Sieht man aber die von DULLE aufgestellte Tabelle durch, so erkennt man doch, daß unter den als *gut* beurteilten Fällen viele mit Belastungs- und anderen Schmerzen und mit kleinen Schlüsselbeinstufen sind. Und vergleicht man HANKEs Ergebnisse nach unblutiger Einrichtung mit seinen blutig eingerichteten (s. Abb. 71), so ergibt sich zum mindesten keine klare Überlegenheit der operativen Einrichtung, wenn man den erforderlichen Aufwand (Behandlungsmittel und Behandlungsdauer) und die Erfolge beider Einrichtungsarten gegeneinander abwägt.

Nach den Ergebnissen einzelner Autoren z. B. KRECKE, ALBERS, WAKELEY, KMENT, scheint eine frühzeitig einsetzende Übungsbehandlung die Erfolge durch zweckmäßigem Umbau, durch Gewöhnung und durch Einschleifung der Bewegungsbahnen verbessern zu können. Voraussetzung hierfür ist die absolut sichere Haltbarkeit der Fessel.

4. Operationen die das Schultereckgelenk nicht schädigen.

Von den *direkten* Verfahren gehören zu dieser Gruppe die Fascienplastik von FÜRST und die Seidennaht von BÜRKLE DE LA CAMP, von den *indirekten* alle, die das Schultereckgelenk nicht gleichzeitig mit Draht fesseln.

FÜRST hat die Tauglichkeit seines Verfahrens mit 5 lückenlos guten Spätergebnissen belegt. Bei der *Seidennaht* des Schultereckgelenkes, wie sie BÜRKLE DE LA CAMP empfiehlt, kann man sich der Befürchtung nicht erwehren, ob Seide, auch wenn sie noch so kräftig ist, in jedem Falle dem starken Zug, unter dem die Knochen auseinanderstreben, standhalten kann.

Dieselben Bedenken ruft die DELBETsche Seidenfesselung wach, auch wenn bei der *Rabenschnabel*fesselung des Schlüsselbeins an die Zerreißfestigkeit der Fessel bei weitem nicht so hohe Anforderungen gestellt werden müssen, wie bei akromialer Naht.

Dieser große, bisher nirgends gewürdigte Vorzug der Rabenschnabelbefestigung wird aus folgender mechanischer Überlegung deutlich: Das Schlüsselbein steht unter normalen Verhältnissen als einarmiger Hebel unter der Wirkung zweier starker, einander entgegengesetzt wirkender Kräfte. Kranialwärts wirken der Zug des Kopfnickers und des Kappenmuskels auf das Schlüsselbein, caudalmedialwärts das Gewicht des Armes unddie am Schulterblatt angreifenden Rumpfmuskeln. Ist die Verbindung zwischen Schlüsselbein und Schulterblatt gelöst, so gilt es, das Gewicht des Armes dem lateralen Schlüsselbeinende wieder anzuhängen. Dies Gewicht bleibt dasselbe, ob es am äußersten Ende des Hebelarmes oder etwas mehr medial angehängt wird. Verkürzt man aber den Hebelarm durch Medialverlagerung des Befestigungspunktes, so verringert man die Ansprüche an die Zerreißfestigkeit der Fessel. Denn die gleiche Last zieht am *langen* Hebel stärker als am *kurzen*. Daher wird das Verbindungsmittel pro Quadratmillimeter Querschnitt bei der Befestigung am *lateralen Schlüsselbeinende stärker beansprucht als bei Befestigung an einem mehr medial gelegenen Punkt*. Da die Entfernung von der Anheftungsstelle der Rabenschnabelbänder bis zum lateralen Ende des Schlüsselbeins etwa ein Viertel der Gesamtlänge des Schlüsselbeins ausmacht, und da die Ersparnis an Zugbeanspruchungsfähigkeit des Bindemittels sich direkt proportional zur Hebellänge verhält, gewinnt man also ein Viertel an Nutzeffekt, wenn man dasselbe Bindemittel statt am äußeren Schlüsselbeinende am Rabenschnabelbandansatz zur Fesselung verwendet (s. Abb. 69).

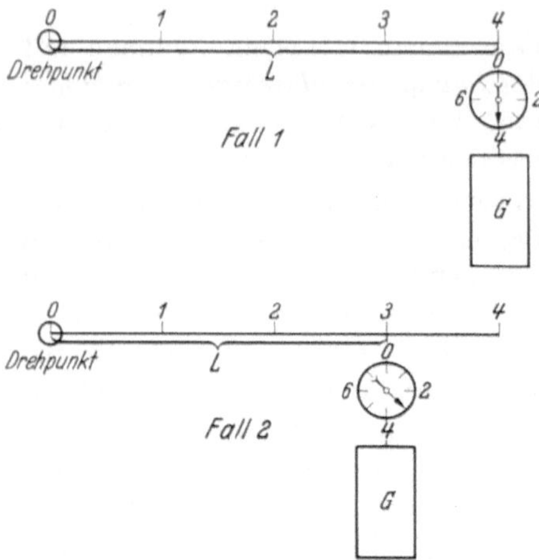

Abb. 69. Fall 1: Moment = G.L. = 4 G. — Fall 2: Moment = G.L. = 3 G. Das Moment, das Produkt aus der angreifenden Kraft mit ihrem Kraftarm ist in diesem Falle, da die angreifende Kraft (Gewicht des Arms) konstant ist, allein abhängig von der Länge des Kraftarmes, beim einarmigen Hebel also des ganzen Hebelarmes: Moment (Zugbeanspruchung des Bindemittels) = G.L., wobei G das Gewicht des Armes und L die Länge des Hebelarmes bedeutet.

Auch die *Gestalt des Bindemittels* ist von Bedeutung für seine Zweckdienlichkeit: Eine bandförmige Fessel mit breiter Auflagefläche schont das Gewebe der gefesselten Knochen stärker als ein schmal aufliegender drehrunder Faden oder Draht. Denn je breiter die Auflagefläche, um so geringer ist die spezifische Pressung (sprich: ,,Belastung") des Auflagequerschnitts. Hier gewinnt man sogar im Verhältnis 1:4 an Gewebsschonung, wenn man den gleichen Pressungsdruck auf eine breite statt auf eine schmale Fläche verteilt. Da man bei der *akromialen* Knochenvereinigung aus anatomischen Gründen gezwungen ist, das Fesselungsmittel durch enge Bohrkanäle im Knochen zu führen, kann dieser technische Vorteil bei *direktem* Vorgehen nicht ausgenutzt werden. Bei der Rabenschnabelfesselung dagegen ist die *Umschlingung* beider Knochen (des Schlüsselbeins und des Proc. coracoideus) mit einer bandförmigen, breit aufliegenden Fessel durchaus möglich. Hierdurch fällt auch das scharfe Abknicken der Fessel über eine spitzwinkelige Knochenkante fort, das das Bindemittel an diesen Stellen besonders gefährdet. Die Abb. 70

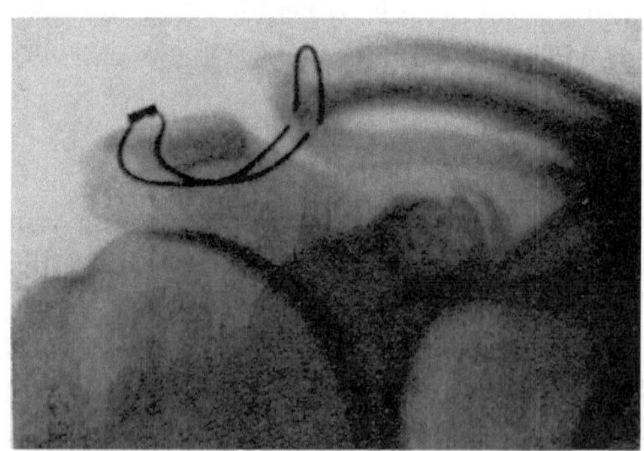

Abb. 70. Drahtriß an den Abknickungsstellen. (Nach FELSENREICH.)

zeigt z. B., wie in einem Falle FELSENREICHs der Draht an den Abknickungspunkten beim Austritt aus den Bohrlöchern zerrissen ist.

Der dritte, besonders von ROST hervorgehobene Vorzug des indirekten Operationsweges ist der, daß er die Vereinigung der Knochen und die Wiederherstellung des Schultereckgelenkes ermöglicht, ohne daß das Gelenk selbst einer operativen Schädigung ausgesetzt wird. Denn zahlreiche Operationserfolge beweisen, daß man mit der Fesselung des Schlüsselbeins an den Rabenschnabel *allein* die Gelenkeinrichtung dauernd aufrecht erhalten kann, ohne daß am Gelenk selbst eine operative Befestigung vorgenommen wird (z. B. DUNCKER, ROST).

Diese drei Faktoren, die *Schonung des Gelenkes* vor zusätzlicher operativer Schädigung, die *bessere Ausnützung der Haltbarkeit* der Fessel und die Möglichkeit, das gefesselte *Knochengewebe* durch die Wahl einer breit aufliegenden Fessel zu *schonen,* geben der Rabenschnabelnaht rein theoretisch gesehen eine klare Überlegenheit über die akromiale Vereinigung, um so mehr, als nicht nur der anatomische sondern auch der funktionelle Heilerfolg wesentlich von diesen drei Faktoren abhängen.

Denn nur das Operationsverfahren kann durchweg einwandfreie funktionelle Erfolge liefern, das auf Grund einer zuverlässigen, schonenden und die physiologischen Bewegungsausschläge achtenden Vereinigung des Gelenkes schon in den ersten der Einrichtung folgenden Tagen die Einleitung der Übungsbehandlung an allen Gelenken des gleichseitigen Armes gestattet.

Von den indirekten Verfahren erscheinen also diejenigen als die besten und schonendsten, die einen breit aufliegenden nicht durch Bohrlöcher gezogenen, sondern jederseits am Periost vernähten Fascienstreifen für die Rabenschnabelfesselung benutzen. Die Fascie ist haltbar und dehnt sich kaum, sie heilt als körpereigenes Gewebe mit Sicherheit ein, sie paßt sich den an sie gestellten Ansprüchen erfahrungsgemäß durch weitgehenden Umbau glänzend an und gestattet die Verteilung der erforderlichen Pressung auf breite Knochenflächen. Hierbei dürfte die Vereinigung zwischen Rabenschnabel und Schlüsselbein *allein* in der Regel ausreichen, so daß sich kompliziertere Verfahren wie das von BUNNEL angegebene und die mit *zusätzlichen akromialen Seiden- oder Catgutnähten* erübrigen. Denn auch ohne diese Sicherungen wird man mit Bewegungsübungen des Schultergelenkes im allgemeinen so frühzeitig beginnen können, daß selbst bei älteren Leuten schwerere Versteifungen nicht zu befürchten sind (DUNCKER u. a.). In jedem Falle kann bei der Operation versucht werden, die beiderseitigen Reste der Rabenschnabelbänder durch Nähte miteinander zu vereinigen.

Ähnliche Vorzüge wie der Fascienstreifen hat das *Gummiband,* wie es VALENTINI zuerst benutzt hat. Man muß aber mit Bestimmtheit damit rechnen, daß das Körpergewebe sich nicht für immer mit diesem artfremden Stoff abfindet. Es ist vielmehr nach allen Erfahrungen damit zu rechnen, daß es zu Reaktionen des Gewebes mit dem Gummi oder seinen Abbauprodukten kommt, die schließlich zu seiner Entfernung und damit zu einer erneuten Operation zwingen. Ähnliche Bedenken bestehen gegen die Verwendung breiter *Leinen- oder Seidenbänder,* die sich meines Erachtens noch eher eignen würden als Gummi.

Die von MOORE für die direkte Befestigung vorgeschlagene *Känguruhsehne* ist nach dem Schrifttum noch nicht praktisch zur Verwendung gekommen. Sie dürften den Ansprüchen genügen.

CADENATs Bänderersatz aus dem Ligamentum coracoacromiale tritt dem Fascienersatz des Rabenschnabelbandes ebenbürtig zur Seite. Man erkennt aber aus RAPANTs Abänderungsvorschlägen, daß es aus anatomischen Gründen nicht in jedem Falle durchführbar ist.

Als *Schlußfolgerung* aus den vorstehenden Betrachtungen läßt sich folgendes feststellen:

Bewertet man die einzelnen Verfahren zur operativen Einrichtung der Schultereckverrenkung nach dem Grade, in dem sie der *Physiologie des Schultereckgelenkes* Rechnung tragen und nach dem Grade, in dem sie sich die neuzeitlichen Erkenntnisse *operativer Gewebsschonung* und die Errungenschaften *moderner Technik* zunutze machen, so ergibt sich folgende Abstufung:

1. Die *reine Rabenschnabelfesselung des Schlüsselbeins mit breit aufs Periost genähten Fascienstreifen* (DUNCKER). Dem Einwand, daß bei solchem Vorgehen die genaue Gelenkeinrichtung nicht *unter Augenschein* erfolgen könne und daß Einrichtungshindernisse nicht bemerkt und daher nicht beseitigt werden könnten, ist folgendes zu entgegnen: Einrichtungshindernisse sind außerordentlich selten. Ergeben sich jedoch Schwierigkeiten bei der Einrichtung, so steht ihrer Vornahme *unter Sicht* nach Erweiterung des Operationsschnittes nichts im Wege.

2. Die übrigen mit *körpereigenen Fesseln* arbeitenden *indirekten* Operationsverfahren (BUNNEL, CADENAT, RAPANT u. a.).

3. Die *nur indirekt angreifenden alloplastischen Verfahren* (DELBET, ROST, VALENTINI u. a.).

4. Die *direkt und indirekt fesselnden Verfahren,* soweit sie für die akromiale Fesselung keinen Draht benützen.

5. Die Fascienplastik nach FÜRST.

6. Die akromiale Seidennaht (BÜRKLE DE LA CAMP).

7. Die akromiale Drahtnaht.

8. Die temporäre subakromiale Schlüsselbeinschaftnagelung nach STEINMANN.

IV. Die Nachbehandlung nach der operativen Schultereckgelenkeinrichtung.

Mit dem rein Technischen der Operation ist, wie oben besprochen, die Behandlung der Schultereckverrenkung keineswegs beendet, sondern nur begonnen. Genau wie nach *unblutiger* Einrichtung die Pflege der Leistung das Endergebnis jeder Behandlung bestimmt, so ist auch für den Erfolg nach *blutiger* Einrichtung die Art der Nachbehandlung entscheidend. Gegen diesen Grundsatz ist in der Vergangenheit schwer gesündigt worden. Für die Art und die Dauer der Ruhigstellung gilt in der postoperativen Nachbehandlung dasselbe, was bei der Besprechung der unblutigen Behandlungsverfahren gesagt wurde: Die Ruhigstellung soll nach Möglichkeit nur das Schultereckgelenk, nicht aber die anderen Gelenke des Armes betreffen. Der Arm soll in allen Gelenken möglichst früh bewegt werden. Auch nach der operativen Einrichtung eignet sich zur Erreichung dieses Zieles ebenso wie nach unblutiger Einrichtung am besten die *Stella dorsi.* Der *Schlüsselbeinschienenverband* wird hier meist entbehrlich sein, da die Einrichtung durch die Operation in zuverlässiger Weise aufrecht erhalten wird. Glaubt man, nach ausgedehnten Operationen (großer Schnitt) im Interesse einer ungestörten Wundheilung nicht auf eine Einbeziehung des Armes in die Ruhigstellung verzichten zu können, so verwende man eine Abduktionsschiene, keinesfalls einen adduzierenden Verband und lasse sie nicht länger als höchstens 1 Woche tragen.

Die Wichtigkeit der Nachbehandlungsmaßnahmen kann nicht eindringlich genug betont werden. Daß man sie bisher in weiten Kreisen stark unterschätzt hat, ist auf eine Reihe unklarer Vorstellungen zurückzuführen, die sich im Laufe der Behandlungsgeschichte der Schultereckverrenkung entwickelt haben und hartnäckig im Schrifttum festgehalten wurden. Auf diese Zusammenhänge muß hier nochmals eingegangen werden, um die Irrtümer aufzuklären und die Wege zu ihrer Vermeidung zu zeigen.

Als *Idealziel* der Behandlung wurde oben die *vollkommene Wiederherstellung der Gestalt und der Leistung* des Schultereckgelenkes gekennzeichnet. Dies Ziel zu erreichen, ist in der Vergangenheit nicht immer nach Wunsch gelungen. Von der kosmetisch-funktionellen *Idealheilung* bis zum *völligen Mißerfolg* mit entstellender Schlüsselbeinstufe und hochgradiger Schulterversteifung finden sich viele nach Art, Grad und praktischer Brauchbarkeit unterschiedliche Teilergebnisse.

Fragt man sich, welcher Bestandteil dieses Doppelziels für den Verletzten der *praktisch wichtigste* ist, so kommt man zu dem Schluß, daß es für die meisten Menschen die klaglos gute *Funktion* des Schultergürtels und des Armes ist. Denn am unglücklichsten sind zweifellos die Verletzten daran, die durch die Verrenkungsfolgen an der freien Verfügung über ihren krankseitigen Arm eine dauernde Einbuße erlitten haben, also die *funktionell* Geschädigten. Denn jeder, nicht nur der von der Schultereckverrenkung am häufigsten betroffene Handarbeiter, sondern auch der Geistesarbeiter, der auf die Gebrauchsfähigkeit seines Armes weniger unmittelbar zum Broterwerb angewiesen ist, leidet unter einer funktionellen Störung der Schulter oder des Armes ungleich schwerer als unter der kosmetischen Entstellung durch die meist unter der Kleidung verborgene Schlüsselbeinstufe. Nur für einen verhältnismäßig kleinen Kreis von Berufen (Varietékünstler, Tänzerin u. ä.) hat die kosmetische Wiederherstellung eine ähnlich hohe Bedeutung wie die funktionelle, aber auch hier wieder *nur* in Verbindung mit einer störungs- und schmerzlosen Funktion. Denn gerade diese Berufe erfordern meist die volle Leistungskraft im Schultergürtel und Arm. Es wird sich also schwerlich jemand finden, der, vor die Wahl zwischen anatomischer und funktioneller Herstellung gestellt, nicht dieser den Vorzug geben wird. Soweit man die Einheit des idealen Behandlungsziels der Schultereckverrenkung überhaupt sprengen kann, erscheint demnach als der *wichtigere Bestandteil dieses Ziels die vollkommene Wiederherbeiführung einer ungestörten Funktion.*

Die doppelte Aufgabe des Behandlungsziels bringt es mit sich, daß auch über den einzuschlagenden *Behandlungsweg* verschiedene Auffassungen möglich sind.

1. Als der naturgegebene und bisher auch meist begangene Weg erscheint der, daß man zunächst — wie bei anderen Verrenkungen — die anatomischen Verhältnisse wiederherstellt und hiermit die Vorbedingung für die Wiederkehr einer ungestörten Leistungsfähigkeit schafft.

2. Ein anderer, im Schrifttum weniger häufig verfochtener, in der Praxis aber sicher weit verbreiteter Weg ist der, daß man unter bewußtem Verzicht auf die schwierige anatomische Wiederherstellung des Schultereckgelenkes alsbald nach der Verrenkung mit Bewegungsübungen behandelt.

ad 1. Dem *ersten Weg* stellten sich von jeher in der Neigung der Verrenkung zur Rückkehr in die Ausgangsstellung große technische Schwierigkeiten entgegen. In der voroperativen Zeit der Behandlungsgeschichte der Schultereckverrenkung bediente man sich zur Beseitigung der Knochenverlagerung fast ausschließlich Désault-ähnlicher Verbände. Wurden diese Verbände nach mehreren Wochen entfernt, so bestand die Verlagerung gewöhnlich weiter. Hinzugekommen war aber meist eine erhebliche Versteifung des Schultergürtels und des großen Schultergelenkes, deren Beseitigung viel Schmerzen, Mühe und Zeit kostete und bei älteren Leuten oft überhaupt nicht mehr vollständig gelang. Die verbleibenden *funktionellen* Störungen, in Wahrheit Folgen der übermäßig langen

Schulterfestlegung in ungeeigneten Verbänden, führte man fälschlich auf das Mißlingen der anatomischen Einrichtung zurück. Daher wurde die operative Einrichtung als erlösender Ausweg freudig begrüßt, weil sie in der sicheren anatomischen Wiederherstellung die vermeintlich wichtigste Vorbedingung für die Idealheilung zu bringen versprach. Aber nicht alle operativen Einrichtungen brachten so gute Erfolge, wie die zunächst mitgeteilten. Das lag großenteils daran, daß die von den ersten Operateuren (z. B. KRECKE, ALBERS) bewußt oder unbewußt durchgeführte minimal kurze Ruhigstellung von späteren Autoren zur Schonung der nicht immer sicher haltbaren Knochenhaut aufgegeben wurde. Da man die Pflege der Leistung noch nicht als den Kernpunkt des Behandlungserfolges erkannt hatte, suchte man zum Teil mit Recht die Ursachen der Mißerfolge in operationstechnischen Fehlern und sann auf ihre Vermeidung. Die Folge war die bekannte Inflation neuer und abgewandelter alter Operationsverfahren. Die Ausbeute dieser Operationsfreudigkeit ergibt außer der Erkenntnis, daß nur haltbarste Nahtmittel die Knochenverbindung zuverlässig aufrecht erhalten können, den Fortschritt, daß man das Schultereckgelenk selbst von direkten operativen Schädigungen verschonen lernte. Das zu diesem Zweck erdachte *indirekte* Vorgehen gab der Naht gleichzeitig durch die Medialverlagerung ihres Anheftungspunktes am Schlüsselbein eine weitere Steigerung ihrer Zuverlässigkeit.

Unter dem Einfluß einer allgemein zunehmend funktionellen Denkrichtung brach sich erst allmählich die Erkenntnis Bahn, daß man die Funktion früher und stärker pflegen müsse als bisher. STEINMANN empfahl 1925 seine subakromiale Schlüsselbeinnagelung mit der ausdrücklichen Mahnung: „Die Methode wird nur ausgeschöpft, wenn sie als Mittel zur *sofortigen* aktiven Mobilisierung des Schultergelenkes benützt wird." Einige Jahre später gab BÖHLER seine Behandlung mit der Schlüsselbeinschiene bekannt, deren beherrschender Grundsatz ebenfalls die sofortige Freigabe der Schultergelenkbeweglichkeit ist. (BÖHLER widerlegte mit seinem Behandlungsverfahren als erster die These von der anatomischen Unheilbarkeit der Schultereckverrenkung auf unblutigem Wege.) Hier begegnen sich also die Verfechter der unblutigen und der operativen Behandlung in der Anerkennung der *frühzeitigen Bewegungsbehandlung als Grundnotwendigkeit für den Behandlungserfolg.* Die genaue anatomische Wiederherstellung ist nicht mehr *Selbstzweck,* wie es bis dahin aus vielen Mitteilungen hervorzugehen schien, sie wird vielmehr *Mittel zum Zwecke* der Wiedergewinnung einer für alle Belange des praktischen Lebens brauchbaren Leistung. *Die Idealheilung kann also vorausgesetzt, daß frühzeitig mit Bewegungsübungen begonnen wird, heute auf zwei Wegen mit genügender Sicherheit erreicht werden, auf blutigem und auf unblutigem Wege.*

ad 2. *Der Weg zur nur funktionellen Heilung.* Zu allen Zeiten während der Behandlungsgeschichte der Schultereckverrenkung gab es Leute, die behaupteten, man brauche sich um die anatomische Entstellung überhaupt nicht zu kümmern, man könne vielmehr eine praktisch brauchbare Heilung der Verrenkung auch allein mit frühzeitiger Übungsbehandlung erreichen. Die erste Veröffentlichung, die diese Auffassung planmäßig vertritt und ihre Richtigkeit zu beweisen scheint, stammt von DEFRANCESCHI aus der Klinik WÖLFLER (Graz 1892). Sie stützt sich auf das Nachuntersuchungsergebnis von 13 derartig Behandelten: Obgleich alle eine Schlüsselbeinstufe zurückbehalten hatten, fand sich keiner mit einer

Bewegungsstörung im Schultergelenk oder mit anderen Beschwerden, die ihn in der vollen Ausübung seines früheren Berufs behinderten. An einem noch größeren Verletztenkreis kommt EHLERT (Klinik MAGNUS) heute zu dem gleichen Ergebnis: Sämtliche 58 Nachuntersuchten verfügen nach rein funktioneller Behandlung über ihre freie Armbeweglichkeit, obgleich 69% eine Schlüsselbeinstufe tragen. 36 von 58, also 62% sind *völlig beschwerdefrei*. Die übrigen 22 haben leichte Beschwerden (Schmerzen und Kraftminderung). Die Beschwerdeträger sind nicht etwa, wie das früher oft behauptet wurde (MANNHEIM u. v. a.), diejenigen, die die höchste Stufe zurückbehalten haben, sie setzen sich vielmehr zu *82% aus unvollständig* und nur zu *18% aus vollständig* Verrenkten zusammen. Dieselbe Feststellung, daß nämlich die Subluxationen und die Distorsionen, also die mit geringer oder gar keiner Knochenverlagerung einhergehenden Verletzungen des Schultereckgelenkes bei gleicher Behandlung in einem mindestens eben so hohen Hundertsatz funktionelle Störungen hinterlassen, wie die nicht eingerichteten vollständigen Verrenkungen, geht auch aus anderen Nachuntersuchungsarbeiten hervor (KRENN, USADEL). Und die in vielen Operationsstatistiken erscheinenden Fälle, die „trotz" Versagens der Nahthaltbarkeit mit ausgezeichneter Funktion heilten (KRIEGER LASSEN, KMENT u. a.) verdanken wahrscheinlich ebenfalls ihre gute Heilung einer für die Haltbarkeit des Nahtmittels „zu früh" begonnenen Bewegungsbehandlung. Der funktionelle Enderfolg ist also nicht gut, „obgleich" die Naht nicht gehalten hatte, sondern, „weil" sie der frühen Bewegung nicht standhielt. *Diese Beispiele beweisen, daß der funktionelle Enderfolg von dem Ergebnis der anatomischen Wiederherstellung weitgehend unabhängig ist, wenn nur die Leistung rechtzeitig gepflegt wird.*

Das gleiche Bild ergibt sich, wenn man die *Mißerfolge*, aus denen man ja stets am meisten lernen kann, auf Behandlungsfehler prüft.

Für eine derartige Nachprüfung sind natürlich nur Erfolgsberichte verwendbar, die nähere Angaben über *Beginn, Dauer und Art der Übungsbehandlung* enthalten. Eine gerechte Beurteilung ermöglichen sie auch nur dann, wenn die *Durchschnittsalter* der Behandelten zur Zeit des Unfalles in den verglichenen Übersichten annähernd übereinstimmen. Denn die gleiche Gelenkversteifung, die sich beim jungen Menschen mit der Zeit völlig verliert, das Endergebnis also nicht beeinträchtigt, wird bei einem älteren Menschen trotz eifriger Nachbehandlung ganz oder teilweise bestehen bleiben, zum mindesten aber arthrotische oder periarthritische Veränderungen hinterlassen. Da also derselbe Behandlungsfehler das Endergebnis beim Jugendlichen nicht mit der gleichen Regelmäßigkeit und in demselben Grade schmälert wie beim älteren Verletzten, spiegelt ein Erfolgsbericht über ausschließlich junge Menschen den Wert eines Behandlungsverfahrens in zu rosigem Licht wieder.

Die Behandlungserfolge an Verletzten jenseits des 4. Lebensjahrzehnts geben also den sichersten Prüfstein für die Tauglichkeit eines Verfahrens ab. Ein Beispiel aus dem Schrifttum:

Die 4 unkomplizierten Schultereckverrenkungen FELSENREICHs wurden einheitlich nach akromialer Drahtnaht $3^{1}/_{2}$ Wochen auf Abduktionsschiene ruhiggestellt. Während die 3 Jungen, diesseits des 30. Lebensjahres stehenden in angemessener Zeit völlig geheilt wurden, stand der 41jährige noch 4 Monate nach dem Unfall wegen einer Schulterversteifung in Behandlung. Auch wenn die — bei Schultereckverrenkungen ja stets vorhandene — Schulterprellung bei diesem Verletzten besonders schwer war, scheint mir der Hauptgrund für die Heilungsverzögerung darin zu liegen, daß die 3wöchige Ruhigstellung bei dem Alten nachhaltigere Versteifungsfolgen hinterließ als bei den 3 Jungen.

Sichtet man die Behandlungsergebnisse der Heidelberger Klinik nach dem Lebensalter der Behandelten und nach der Dauer der bei ihnen angewendeten Ruhigstellung, so ergibt sich folgendes Bild (siehe Tab. 1).

Zur Vereinfachung der Urteilsbildung wurden die Behandlungsergebnisse in 5 Bewertungsklassen aufgeteilt, die sich folgendermaßen abstufen:

Klasse 1: Idealheilung ohne Schlüsselbeinstufe, ohne Leistungsstörung, ohne Arthrosis oder Schmerzen.

Klasse 2: Anatomisch fehler*hafte* Heilung ohne Leistungsstörung, ohne Arthrosis oder Schmerzen.

Klasse 3: Anatomisch fehler*freie* Heilung mit geringen, die Gebrauchsfähigkeit nicht störenden Leistungsausfällen, Arthrosis oder Schmerzen.

Klasse 4: Anatomisch *fehlerhafte* Heilung mit geringen, die Gebrauchsfähigkeit nicht störenden Leistungsausfällen, Arthrosis oder Schmerzen.

Klasse 5: Anatomisch fehler*hafte* Heilung mit *erheblichen,* die Gebrauchsfähigkeit störenden Leistungsausfällen, Arthrosis oder Schmerzen (Berufs- und Sportunfähigkeit).

Tabelle 1 (Erklärung im Text).

Dauer der Arm-ruhigstellung	Lebensalter in Jahren	Erfolgsklassen:					Zusammen
		1	2	3	4	5	
Vollständige Verrenkungen:							
1 a weniger als	unter 35	8 (57,1)	3 (21,4)	—	3 (21,4)	—	14 ((99,9)
1 b 7 Tage	über 35	—	2 (40,0)	—	3 (60,0)	—	5 (100,0)
2 a mehr als	unter 35	1 (33,3)	—	1 (33,3)	1 (33,3)	—	3 (99,9)
2 b 7 Tage	über 35	—	—	1 (8,3)	—	11 (91,7)	12 (99,9)
							34
Unvollständige Verrenkungen:							
1 a weniger als	unter 35	6 (60,0)	2 (20)	1 (10)	1 (10)	—	10 (100)
1 b 7 Tage	über 35	1 (20)	2 (40)	2 (40)	—	—	5 (100)
2 a mehr als	unter 35	2 (25)	—	3 (37,5)	3 (37,5)	—	8 (100)
2 b 7 Tage	über 35	—	—	1 (14,2)	1 (14,2)	4 (71,5)	6 (99,9)
							29

Die Tabelle 1 gibt die Ergebnisse von 34 vollständigen und 29 unvollständigen Schultereckverrenkungen der Heidelberger Klinik wieder. Sie zeigt, daß *schlechte Behandlungserfolge* (Klasse 5) mit bleibender Gebrauchsbeschränkung nur bei Verletzten vorkamen, die das 35. Lebensjahr überschritten hatten (die meisten waren älter als 40 Jahre), und die länger als eine Woche mit einem den Arm ruhigstellenden Verband behandelt waren. (Die eingeklammerten Zahlen geben die Hundertsätze wieder.)

Betrachtet man *andere* Erfolgsberichte, so findet man ähnliches: HANKE-DULLE legen den Arm nach der Operation 14 Tage lang in Abduktionsstellung fest. Ihre Nachuntersuchten mit „schlecht" beurteiltem Ergebnis zeigen ein Durchschnittsalter, das mit 39 Jahren weit über dem Durchschnittsalter ihres Gesamtgutes liegt (27,1 Jahre).

Und KRENN, dessen ältere Verletzte bis auf eine Ausnahme höchstens 10 Tage einer Armfeststellung unterworfen wurden, fand überhaupt kein funktionell unbrauchbares Ergebnis.

Die *rein funktionellen* Verfahren schließlich, die wie EHLERTs jede Ruhigstellung des Armes vermeiden, ergeben ohne Rücksicht auf das Lebensalter des Verletzten stets günstige funktionelle Erfolge.

Wenn man also den Arm und die Schulter weniger als 1 Woche lang festlegt, so erzielt man bei Jungen wie bei Alten brauchbare Ergebnisse. Die Folgen einer über 1 Woche hinausgehenden Ruhigstellung lassen sich bei Jungen durch nachfolgende Übungsbehandlung wieder ausgleichen, führen aber bei Älteren fast regelmäßig (nach den Heidelberger Ergebnissen in 92% der Luxationen und in 72% der Subluxationen) zu dauernden, im Beruf störenden Funktionsausfällen.

Und prüft man die Berichte mit *nur* guten funktionellen Erfolgen daraufhin, wie bei ihnen die funktionelle Behandlung geleitet wurde, so erkennt man, daß all diese erfolgreichen Autoren den Arm gar nicht oder für ganz kurze Zeit festlegen.

Tabelle 2 bringt eine Zusammenstellung der Erfolgsberichte, die allen Behandelten eine störungslose funktionelle Heilung brachten. Aus den oben dargelegten Gründen finden hierbei Mitteilungen über Einzelfälle[1] und Reihenberichte über ausschließlich Jugendliche keine Berücksichtigung.

Tabelle 2 (Erklärung im Text).

Nr.	Autor	Zahl der Fälle	Behandlung	Durchschnittliche Dauer der		Ergebnisse	
				Ruhigstellung des Armes Tage	Übungsbehandlung Tage	Anatomische	Funktionelle
1	KRECKE	(2) 1	Akr. Draht, Mitella	6	28	gut	gut
2	ALBERS	2	Akr. Draht, VELPEAU, Mitella	8	21	gut	gut
3	STEINMANN	5	Subakr. Nag.	—	?	gut	gut
4	KMENT	11	Akr. Draht	7	?	18% St.[3]	gut
5	WAKELEY	5	Akr. Draht	7	?	gut	gut
6	FÜRST	5	Akr. Fascienplastik, DÉSAULT	8	21	gut	gut
7	DEFRANCESCHI	V.[1] 7 U.[2] 6	DÉSAULT, VELPEAU, Mitella	4½	8	100% St.	gut
8	BÖHLER (EHALT, SCHNEK)	(24 ?)	Schlüsselbeinschiene	—	35	gut	gut
9	EHLERT	V. 26 U. 32	Pflasterz. Mitella	— —	18,5 9	69% St.	gut
10	USADEL	V. 9 U. 3	Stella dorsi Stella dorsi	— —	35 21	15,4% St. gut	gut gut

[1] V. Vollständige Verrenkung,   [2] U. Unvollständige Verrenkung,   [3] St. Schlüsselbeinstufe.

Aus Spalte 3 ist ersichtlich, daß die verschiedensten Behandlungsmethoden mit blutiger oder unblutiger Einrichtung zur Anwendung kamen. Spalte 6 zeigt dementsprechend, daß die anatomischen Ergebnisse überaus uneinheitlich sind. Wenn trotzdem, wie aus Spalte 7 hervorgeht, stets die volle Brauchbarkeit des Schultergürtels und Armes wieder herbeigeführt wurde, so ist das nach allem, was im Vorstehenden über die Bedeutung der frühen Übungsbehandlung gesagt wurde, ausschließlich darauf zurückzuführen, daß in keinem Falle (s. Spalte 4) der krankseitige Arm länger als 8 Tage festgelegt wurde.

Alle anderen im Schrifttum vorhandenen Zusammenstellungen enthalten eine mehr oder minder große Zahl von funktionellen Fehlschlägen.

Einen aufschlußreichen Überblick über das mit verschiedenem Aufwand Erreichbare gibt Abb. 71. Sie vergleicht für die frischen *vollständigen*

---

[1] Außer den klassisch gewordenen von KRECKE und von ALBERS.

Verrenkungen die *Behandlungsmaßnahmen und die Behandlungserfolge* derjenigen Autoren miteinander, von denen vergleichbare Angaben vorliegen. Aus den auf S. 455 dargelegten Gründen konnten nur 4 Erfolgsberichte verwendet werden. Denn über Ergebnisse *indirekter* operativer Einrichtungen liegen keine Reihenberichte vor und andere operativ eingestellte Arbeiten (z. B. STEINMANN, KMENT, WAKELEY, FÜRST, FELSENREICH u. a.) lassen für den vorliegenden Zweck wichtige Einzelangaben vermissen (Lebensalter, Art und Dauer der Nachbehandlung, der Arbeitsunfähigkeit u. a.).

Die Erfolgsgruppen 1—5 (s. S. 456) sind folgendermaßen gekennzeichnet.

Klasse 1: *Idealheilung* ohne Schlüsselbeinstufe, ohne Leistungsstörung oder Schmerzen.

Klasse 2: Anatomisch fehler*hafte* Heilung ohne Leistungsstörung usw.

Klasse 3: Anatomisch fehler*freie* Heilung mit *geringen* Leistungs- usw. Ausfällen.

Klasse 4: Anatomisch fehler*hafte* Heilung mit *geringen* Leistungs- usw. Ausfällen.

Klasse 5: Anatomisch fehler*hafte* Heilung mit *erheblichen* Leistungs- usw. Ausfällen.

Die *untere* Säulenreihe stellt die *Ergebnisse der verschiedenen Behandlungsverfahren* in ihrer Bewertung nach den oben aufgestellten Erfolgsklassen dar, die *obere* Säulenreihe die Dauer der *einzelnen Behandlungsabschnitte* in Wochen:

Dauer der Verbandeinwirkung.

Dauer der Übungsbehandlung.

Dauer bis zur Wiedererlangung der Arbeitsfähigkeit.

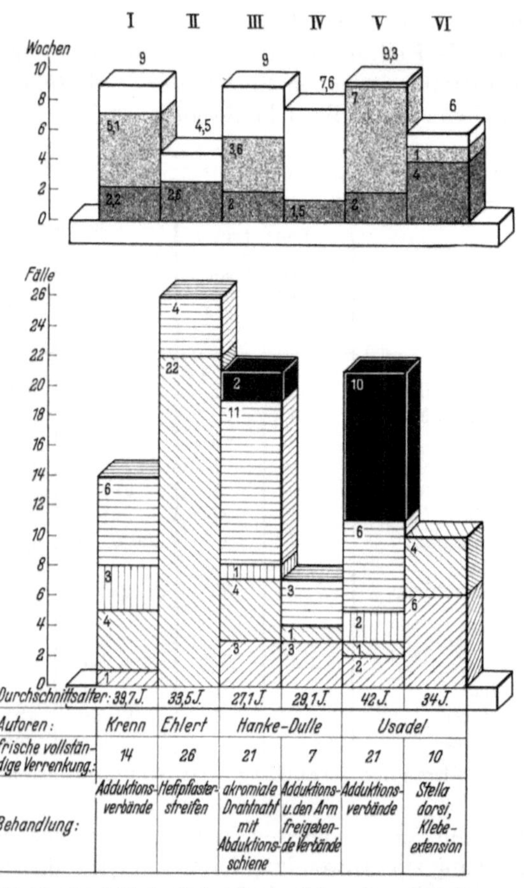

Durchschnittsalter:	39,7 J.	33,5 J.	27,1 J.	29,1 J.	42 J.	34 J.
Autoren:	Krenn	Ehlert	Hanke—Dulle		Usadel	
frische vollständige Verrenkung:	14	26	21	7	21	10
Behandlung:	Adduktionsverbände	Heftpflasterstreifen	akromiale Drahtnaht mit Abduktionsschiene	Adduktions- u. den Arm freigebende Verbände	Adduktionsverbände	Stella dorsi, Klebeextension

Abb. 71. Vergleich der Behandlungserfolge mit verschiedenen Behandlungsverfahren (Erklärung im Text).

Aus der Abb. 71 geht hervor: 1. Bei *kürzester Behandlungsdauer* erzielt EHLERT (Säule II) mit seinem die Armgelenke freilassenden Heftpflasterverband trotz häufig verbleibender Schlüsselbeinstufe stets funktionell brauchbare Ergebnisse. Nur $^1/_6$ der Behandelten haben (erträgliche) Beschwerden. Ganz ähnlich sind HANKES *konservative* Behandlungserfolge (Säule IV).

2. Mit der *Stella dorsi* erreicht man bei ebenfalls kurzer Dauer der Arbeitsunfähigkeit dieselben guten funktionellen Erfolge wie mit der rein funktionellen Behandlung EHLERTs, kann aber $^3/_5$ seiner Kranken gleichzeitig *anatomisch* heilen. Bei den übrigen $^2/_5$, bei denen eine Schlüsselbeinstufe verbleibt, ist diese

in der Hälfte der Fälle latent. Es handelt sich um habituell gewordene Verrenkungen, die nur bei Überlastung des Schultereckgelenkes in Erscheinung treten, also für gewöhnlich auch kosmetisch nicht störend wirken.

3. Ein Vergleich der Säule I mit der Säule V zeigt den Einfluß des Lebensalters auf die Erfolge der Adduktionsverbandbehandlung. Das Durchschnittsalter der Heidelberger Verletzten liegt zwar nur um 2,3 Jahre höher als das der Wiener Verletzten. Aber von den Heidelberger Angehörigen der Erfolgsklasse 5 war der Jüngste zur Zeit der Verletzung 39 Jahre alt, alle anderen wesentlich älter. Durch eine langdauernde Übungsbehandlung (2 Wochen länger als bei Krenns Fällen) konnten die im Adduktionsverband entstandenen Schulterversteifungen nicht mehr beseitigt werden. Krenn verdankt seine besseren Erfolge einer extrem kurzen Armfestlegung bei älteren Verletzten.

4. Säule III stellt Hankes Erfolge mit akromialer Drahtnaht dar. Man ist erstaunt, unter ihnen trotz anatomischer Einrichtung unter Sicht nur $^1/_7$ Idealheilungen zu finden, während nach den Angaben in Dulles Dissertation alle anderen doch wieder kleine Schlüsselbeinstufen aufweisen, die schon ohne Belastungsprüfung ins Auge fallen. $^1/_{10}$ der Fälle zeigen sogar erhebliche anatomische und funktionelle Fehlheilungen (Klasse 5). Hankes eigene mit überwiegend funktioneller Behandlung erzielten Ergebnisse (Säule IV) erscheinen, wenn man ihre kleine Zahl im Vergleich ziehen will, günstiger. Wenn man auch zugeben muß — und darauf kommt es Hanke ja an, — daß die akromiale Drahtnaht, für sich betrachtet, nicht so schlecht ist, wie sie von mancher Seite gemacht wird, so hält sie doch einem Vergleich mit anderen, weniger eingreifenden Behandlungsverfahren nicht stand. Denn wenn man mit einem derartigen Aufwand, wie ihn die operative Einrichtung notwendigerweise mit sich bringt (Gefahren und Unannehmlichkeiten der Operation, stationäre Behandlung usw.) doch nur etwa die gleichen Ergebnisse erreicht wie mit wesentlich einfacheren und ambulant durchführbaren unblutigen Verfahren, so halten wir uns nach Würdigung aller vorliegenden Erfahrungen nicht für berechtigt, die operative Einrichtung einem der erprobten unblutigen Verfahren vorzuziehen.

5. Des weiteren geht aus Abb. 71 wieder die ausschlaggebende Bedeutung einer möglichst kurzdauernden Armfestlegung für die Gewinnung brauchbarer Heilungen hervor.

Da die Verletztenzahlen der Abb. 71 an sich klein sind und überdies durch ihre Größenunterschiede zum direkten Vergleich nur mit Vorbehalt geeignet erscheinen, wird von einer prozentualen Auswertung abgesehen.

Zusammenfassung.

Analogieschlüsse aus der Verrenkungsbehandlung anderer Gelenke des menschlichen Körpers führten zu folgendem Heilplan:

„Die Idealheilung der Schultereckverrenkung mit anatomisch und funktionell vollkommener Wiederherstellung des Schultereckgelenkes wird erreicht, wenn es gelingt, die Nachbarknochen für die Dauer der Kapsel- und Bänderheilung einander so gegenüber zu stellen, daß die zerrissenen Kapsel- und Bänderteile entsprechend ihrer anatomischen Zusammengehörigkeit aneinander heilen können, daß ihnen aber dennoch soviel gegenseitige Bewegungsfreiheit verbleibt, wie zur Hintanhaltung einer Gelenkverödung nötig ist."

Die Richtigkeit dieses Heilplans wird bestätigt durch praktische Erfahrungen an einigen Behandlungsverfahren, die allen erforderlichen Grundsätzen Rechnung tragen. Alle die Idealheilung erstrebenden Behandlungsverfahren haben folgende Aufgabe zu erfüllen: 1. Die *Einrichtung der Verrenkung* mit dem Ziel der anatomischen Wiederherstellung des Gelenkes, 2. die *Aufrechterhaltung der eingerichteten Stellung* und 3. die *Pflege der gestörten Leistung*. Die Leistungspflege hat sich der vollzogenen Einrichtung unmittelbar anzuschließen, wenn sie Anspruch auf sicheren Erfolg erhebt. Die *Einrichtung* der *Verrenkung* kann *unblutig* oder *blutig* vorgenommen werden. Erfolgt sie auf unblutigem Wege, so muß durch einen geeigneten Verband für ihre zuverlässige Aufrechterhaltung gesorgt werden. Erfolgt sie auf blutigem Wege, so wird ihre Aufrechterhaltung durch Fesselung des Schlüsselbeins an das Schulterblatt gesichert. Bei dieser Fesselung sind die Gesetze der Gelenkphysiologie und der operativen Gewebsschonung peinlich zu beachten. Im Interesse der *möglichst frühen* Leistungspflege sind bei ihrer Vornahme alle technischen Möglichkeiten zu benutzen, die die Haltbarkeit der Fessel zu steigern vermögen. Auch nach operativer Einrichtung ist in der Regel zunächst die Ruhigstellung des Operationsgebietes durch einen Verband notwendig. Dieser postoperative Verband soll ebenso wie der die unblutige Einrichtung aufrechterhaltende Verband möglichst *nur das Schultereckgelenk*, nicht aber benachbarte Gelenke, vor allem nicht den Arm in seiner Beweglichkeit beschränken. Geeignet sind die Böhlersche Schlüsselbeinschiene, nach *unblutiger* Einrichtung, die Stella dorsi nach blutiger und unblutiger Einrichtung. Beide Verbände lassen dem Arm seine Bewegungsfreiheit, die etwa vom 3. Tage nach der Einrichtung ab zu aktiver Übungsbehandlung ausgenutzt werden muß.

Da die *funktionelle* Wiederherstellung des Schultergürtels für den Verletzten wichtiger ist als die *anatomische* und da sich auch ohne anatomische Einrichtung erfahrungsgemäß wieder eine brauchbare Funktion herbeiführen läßt, tritt noch ein zweiter Behandlungsweg mit dem die Idealheilung erstrebenden in Wettbewerb, nämlich der der rein *funktionellen Behandlung*. Ohne die Verrenkung einzurichten und ohne auf die verbleibende Schlüsselbeinstufe Rücksicht zunehmen, wird hierbei alsbald nach der Verletzung die Übungsbehandlung eingeleitet.

Zeigt eine Reihe nach gleichen Gesichtspunkten Behandelter uneinheitliche Erfolge, so liegen die Ursachen der Mißerfolge mit Sicherheit in einer *Vernachlässigung der Übungsbehandlung*. Die beste Eignungsprüfung einer Behandlung läßt sich an Leuten jenseits des 35. Lebensjahres abhalten.

Grundsätzliche Behandlungsfehler, die unbedingt vermieden werden müssen, sind:

1. Die *Vernachlässigung der Leistungspflege* nach unblutiger und nach blutiger Einrichtung. (Zu lang dauernde und unzweckmäßige Ruhigstellung des krankseitigen Armes, besonders in Adduktionsstellung, besonders bei alten Leuten!)

2. Die *operative Mißachtung der Gelenkeigenschaft des Schultereckgelenkes durch Eingriffe*, die das Gelenk schädigen, ohne es ganz zu veröden.

3. Die Wahl eines Mittels oder eines Ortes für die blutige Gelenkfesselung, die infolge ungenügender Haltbarkeit die frühe Einleitung der Übungsbehandlung unmöglich machen.

V. Zur Behandlungsanzeige

werden im Schrifttum je nach der Grundeinstellung der Bearbeiter die verschiedensten Auffassungen vertreten. Von der ausschließlich konservativen bis zur ausschließlich operativen Behandlung aller Grade der Schultereckverrenkung werden alle erdenklichen vermittelnden Vorschläge verfochten, deren jeweiligen Anwendungsbereich die Verfasser nach dem *Alter und dem Grad der Verrenkung,* nach Art und Grad gleichzeitiger *Nebenverletzungen,* nach dem *Beruf,* dem *Geschlecht* und dem *Lebensalter des Betroffenen* umgrenzt wissen wollen.

Von *grundsätzlicher Wichtigkeit* für die Behandlungsanzeige erscheint mir nur die scharfe Abgrenzung der *frischen* gegen die *veraltete Schultereckverrenkung,* wobei als veraltet jede Verrenkung zu betrachten ist, die über die gewöhnliche Heilungsdauer von 6 Wochen hinaus an einer Schlüsselbeinstufe erkennbar ist, ganz gleich ob sie mit funktionellen Störungen einhergeht oder nicht. Denn die veraltete Verrenkung gibt auf Grund der sie möglicherweise begleitenden narbigen und arthrotischen Veränderungen ganz andere Voraussetzungen für die Art und die Aussichten einer notwendig werdenden Behandlung als die frische Verrenkung.

Über die Behandlungsanzeige für die *frische* Schultereckverrenkung beider Grade werden, soweit sich die Autoren hierzu äußern, folgende Ansichten vertreten: s. Tabelle 3.

Man ersieht aus dieser Zusammenstellung, daß die *besondere* Behandlungsanzeige für die frische Schultereckverrenkung von den einzelnen Autoren sehr verschieden gestellt wird je nach den Erfahrungen und nach den therapeutischen Neigungen des einzelnen. Vom *Lebensalter der Behandelten* ist, gemessen an der großen Bedeutung dieses Faktors für die Heilungsaussichten, merkwürdig wenig die Rede, obgleich bei vielen Behandlungsverfahren gerade in dieser Hinsicht eine Individualisierung geboten erscheint. Man wird z. B. bei einem Greis leichter eine dauernd verbleibende Schlüsselbeinstufe in Kauf nehmen können, als bei einer Balletteuse, wenn man nur die Leistung einigermaßen wiederherstellen kann.

Überblickt man die in der letzten Spalte aufgeführten *Erfolge,* so zeigen sich *einheitlich gute Ergebnisse* hauptsächlich bei solchen Autoren, die in der Anzeigestellung *einheitlich* verfahren. Das sind vorwiegend die *konservativ* behandelnden. Hier finden sich gleichzeitig die *kürzesten Behandlungszeiten.*

Aber auch aus anderen Gründen ist es erstrebenswert, die Wahl des jeweils zweckmäßigen Behandlungsverfahrens möglichst zu vereinfachen, d. h. sich einen Behandlungsweg zu eigen zu machen, der unter allen in Betracht kommenden Umständen mit größter Wahrscheinlichkeit zum Idealziel führt, unabhängig davon, welchen Grad der Verrenkung man vor sich hat, und welchem Geschlecht, welchem Lebensalter und welchem Beruf der Verletzte angehört. Eine solche Vereinheitlichung der Anzeigestellung vereinfacht nämlich im klinischen Betrieb alle Vorkehrungen und wirkt sich dadurch, daß sie den behandelnden Ärzten Übung, Erfahrung und Sicherheit des Handelns gibt, zum Wohle der Verletzten und ihrer wirtschaftlichen Betreuer aus.

Die Entscheidung, ob unter den oben als geeignet gekennzeichneten Behandlungsverfahren allgemein gesprochen die blutigen oder die unblutigen den Vorzug

Tabelle 3.

Nr.	Autor	Bedingungen	Behandlungsart	Behandlungs-dauer	Erfolge
			1. Die konservative Behandlung aller Grade.		
1	DEFRANCE-SCHI	Unvollständige	*Rein funktionell Add.-Verb.*	2 Wo.	Funkt. gut
		Vollständige	bis 10 Tg., funktion.	2 Wo.	Anat. fehlerhaft
2	KRENN	Alle Grade	*Add.-Verb.* 2 Wo., dann Übungsbehandlung	5 Wo.	Funkt. gut, Anat. wechselnd
3	DEUBNER	Alle Grade	*Abd.-Schiene* 5 Wo., dann Übungsbehandlung	6 Wo.	Funkt. } gut Anat.
4	DILLEHUNT	Alle Grade	*Abd.-Gips* 6 Wo., dann Übungsbehandlung	8 Wo.	Funkt. } gut Anat.
5	OTTOLENGHI, LAGOMARSINO	Alle Grade	*Abd.-Gips* 4 Wo., dann Übungsbehandlung	6 Wo.	Funkt. } gut Anat.
6	BÖHLER, EHALT, SCHNEK, TYRYNIN, WUNSCH	Alle Grade	*Schlüsselbeinschiene*, gleichzeitiger Beginn der Übungsbehandlung	4 bis 6 Wo.	Funkt. } gut Anat.
7	USADEL	Alle Grade	*Stella dorsi*, gleichzeitiger Beginn der Übungsbehandlung	5 Wo.	Funkt. gut Anat. 15,4%, kl. Stufe
8	BENSON	Alle Grade	*Heftpflasterschlinge*	4 bis 6 Wo.	Funkt. } gut Anat.
9	EHLERT	Unvollständige Vollständige	*9 Tg. Schlinge (Mitella), 18,5 Tg. Pflasterzügel*, gleichzeitiger Übungsbeginn	4,5 Wo	Funkt. gut Anat. 70%, Schl.-Stuf.
			2. Die operative Behandlung aller Grade.		
10	KLIMOV	Frische Verrenkungen Veraltete Verrenkungen	Op. nach DELBET-CARAVEN Resektion des vorstehenden Schlüsselbeinendes		Wechselnd
			3. Die bedingte operative Behandlung aller Grade		
11	MANNHEIM	Werktätige und Frauen	*Temporäre Drahtspießung in offener Wunde*, 4 Wo. Ruhigstellung und Übungsbehandl.	6 bis 8 Wo.	Wechselnd mit funkt. und anat. Fehlern
12	HENRY	Alle andern Unvollständige Vollständige	Individualisierend Kons. Nach mißlungenen kons. Versuch: Rabenschnabel-Fascienplastik + Akr. Drahtnaht	10 bis 12 Wo.	Funkt. } gut Anat.
13	RAPANT	*Vollst.* stets, *Unvollst.* bei zu erwartendem funkt. oder kosm. Mißerfolg	Modif. Operat. nach CADENAT		
14	BRONNER-SCHRÖDER	Schwerarbeiter	Fascienplastik nach BUNNELL		
			4. Die konservative Behandlung der unvollständigen, die operative Behandlung der vollständigen Verrenkung.		
15	MEYERDING	Volst. stets	Fascienplastik beider Bänder, 4—6 Wo. Ruhigstellung	3 Mon.	Befriedigend
16	KRIEGER LASSEN	Leichte Schwere	*Schlüsselbeinschiene, Arthrodese* (COOP.) 3,5 Wo. Abd. + Übungsbehandlung	5 bis 6 Wo.	Wechselnd

Tabelle 3 (Fortsetzung).

Nr.	Autor	Bedingungen	Behandlungsart	Behandlungs-dauer	Erfolge
		zu 4. Die konservative Behandlung der unvollständigen, die operative Behandlung der vollständigen Verrenkung			
17	FELSENREICH	*Vollst.* bei Schwerarbeiter und Sportlern	*Akr. Drahtnaht,* 3—4 Wo. Ruhigstellung, Abd.-Schiene		Wechselnd
18	GOFFIN	Zunächst alle kons., *nur funkt. Versager operativ*	Operation nach CADENAT		
19	THIEL-BÜRKLE, DE LA CAMP	Wie GOFFIN	*Akr. Seidennaht*		
20	CHAVANNAZ-LOUBAT	Wie GOFFIN, wenn alleinige Verletzung	1. *Schien.-Vbd.* 2. *Kaps.-Bänd.-Naht*		
21	KUNTZEN	Vollst. stets	*Akr. Drahtnaht*		
22	DUNCKER	Vollst. stets	*Corac. Seide-* oder *Fascienplastik*	10 Wo.	Funkt. } gut Anat. }
23	SHAAR	Vollst. stets	*Akr. Drahtnaht,* 4 Wo. Abd.-Vbd., 2 Wo. Mitella	8 Wo.	$^5/_6$ gut
24	BERCHINA	Wie GOFFIN	1. *Abd.-Gips,* 2. *wie* DUNCKER		1. gut, Belast.-Schmerz, 2. gut
25	ROST	Wie GOFFIN	*Drahtnaht ans Coracoid*		
26	SCHNEIDER	Vollst. stets	*Fascienplastik, akr.* + *Corac.,* 6 Wo., Add.-Schiene	10 Wo.	Funkt. } gut Anat. }
27	ALBERS	Vollst. stets	*Akr. Drahtnaht* bis 7 Tg. Add.-Vbd.	4 Wo.	Funkt. } gut Anat. }
28	WAKELEY		*Akr. Drahtnaht* 1 Wo. Ruhigstellung		Funkt. } gut Anat. }
29	EIKENBARY LE COCQ	Nach kons. Fehlschlag	*Fascienplastik beider Bänder*	10 Wo.	Funkt. gut anat befriedigd.
30	HANKE	Vollst. bei Schwerarbeitern und Sportlern Alle übrigen:	*Akr. Drahtnaht* 2 Wo. Abd.-Gips *Add.-Vbde.* 1,5 Wo.	5,6 Wo.	Funkt. } wech-Anat. } selnd

verdienen, fällt mit der Beantwortung der Frage zusammen, wie man mit dem geringsten Aufwand an Mitteln, an Gefahren, an Beschwerden und an Zeit des Verletzten die günstigste Dauerheilung erreicht.

Da sämtliche die Idealheilung verfolgenden Behandlungsverfahren, ganz gleich, ob blutig oder unblutig eingerichtet wird, die Heilung des Kapsel-Bandapparates erstreben, diese also auch abwarten müssen, und da diese Heilung unbeeinflußbar durch die Art der Behandlung konstant für die *vollständige* Verrenkung 4—6 Wochen, für die *unvollständige* 3—4 Wochen beansprucht, ist ein über diese Mindestdauer hinausgehender *Zeitgewinn* durch die Anwendung eines bestimmten Verfahrens nicht zu erwarten, wie er auch von keinem der genannten Autoren nachgewiesen werden konnte. In allen übrigen Gesichtspunkten zeigen die Verfahren mit unblutiger Einrichtung gegenüber denen mit blutiger Einrichtung eine klare Überlegenheit, denn sie bedienen sich *einfacherer* Mittel. Sie können *ambulant* durchgeführt werden, während die operative Einrichtung unbedingt einer, wenn auch kurzen stationären Behandlung bedarf. Sie erfordern keinen großen *aseptischen Apparat.* Bei der Verbandbehandlung fällt die Operation, die z. B. für eine Fascienplastik zwei ausgedehnte Operationsschnitte nötig macht (Fascienentnahmeschnitt!), mit all ihren *Gefahren* und ihren seelischen und körperlichen *Unannehmlichkeiten* für den Kranken fort.

Auch wenn der operativen Einrichtung eine — bisher unbewiesene — größere Sicherheit der anatomischen Heilung eingeräumt wird, erscheint der erforderliche Einsatz für den Durchschnitt der Fälle zu hoch. Bei dem heutigen Stand unseres Könnens scheint vielmehr die *unblutige Behandlung mit Nebeneinanderschaltung der anatomischen und der funktionellen Einwirkung* die günstigste zu sein. Denn sie führt nach den bisher vorliegenden Erfahrungen trotz denkbar geringem Aufwand mit großer Regelmäßigkeit zur anatomischen und funktionellen Heilung der *frischen* Schultereckverrenkung. Ohne die Beweiskraft der erst in relativ kleiner Zahl mit diesen Verfahren erzielten Behandlungserfolge überschätzen zu wollen, darf auch auf Grund der im Vorstehenden gegebenen theoretischen Begründung ihre weitere Bewährung erwartet werden.

Die Notwendigkeit, veraltete *Schultereckverrenkungen* zu behandeln, wird sich voraussichtlich sehr verringern, wenn die hier gegebenen Grundsätze Allgemeingut der Ärzte geworden sind. Denn die wenigen Stufenträger, die aus den *guten* Behandlungsverfahren hervorgehen, werden durch die stets unerhebliche Schlüsselbeinstufe auch bei höchsten kosmetischen Ansprüchen nicht so auffallend entstellt, daß sie das Bedürfnis nach einer operativen Berichtigung empfinden. Der funktionelle Zustand ihres Schultergürtels und ihres krankseitigen Armes aber wird niemals zu Besserungswünschen Anlaß geben, wenn die Übungsbehandlung rechtzeitig eingesetzt wurde.

Die *veraltete Verrenkung* kann aus drei Gründen eine Behandlung angezeigt erscheinen lassen, nämlich wegen einer übergroßen *anatomischen Entstellung*, wegen einer *Leistungsbehinderung* oder wegen vorhandener Schmerzen. Wird bei einer veralteten Verrenkung die Beseitigung der Schlüsselbeinstufe erstrebt, so führen *nur operative Verfahren* zum Ziel. Denn wenn eine Heilung in guter Stellung erreicht werden soll, müssen sich frische Wundflächen gegenüberstehen.

Die *rein anatomische Ursache* führt einen sonst beschwerdelosen Verletzten nur äußerst selten mit dem ernsthaften Wunsch nach Beseitigung der Entstellung zum Arzt. Für diese seltenen Fällen ist, da arthritische und Narbenbeschwerden fehlen, die Rabenschnabelfascienplastik anwendbar. Etwa vorhandene Narbenmassen, die die genaue Einrichtung verhindern, müssen hierbei gegebenenfalls beseitigt werden.

Rufen *Leistungsstörungen* oder *Schmerzen* den Wunsch nach Beseitigung einer alten Schultereckverrenkung wach, so ist zunächst sorgsam zu prüfen, ob von einer *gelenkerhaltenden* Operation oder von einer Operation überhaupt Abhilfe zu erwarten ist. Eine durch primär unzureichende Leistungspflege entstandene *Schultergelenkversteifung* wird sich ebensowenig durch eine Wiederherstellung wie durch eine Arthrodese des Schultereckgelenkes heilen lassen. Wenn hierbei also nicht gleichzeitig dringende kosmetische Wünsche geäußert werden, so kann die Behandlung genau wie bei Schultergelenkversteifungen aus *anderer* Ursache eine unblutige sein: je nach Grad, Beruf und Lebensalter des Hilfesuchenden medico-mechanisch, gegebenenfalls mit Ausschaltung des Ganglion stellatum (LERICHE, PHILIPPIDES) oder mit gewaltsamer Mobilisierung in örtlicher oder allgemeiner Betäubung.

Unerträgliche dauernde oder chronisch rückfällige *Schmerzen* bei veralteten Schultereckverrenkungen können in arthrotischen Veränderungen im großen Schultergelenk, in periarthritischen Zuständen der kleinen Nebengelenke und der Sehnengleitbahnen oder in den nach der Verrenkung zustande gekommenen Weichteilnarben (Narbenrheumatoid) ihre Ursache haben. Da sie ursächlich also nicht auf die verbliebene Schlüsselbeinstufe, sondern auf eine primäre funktionelle Fehlbehandlung zurückzuführen sind, ist für sie ebensowenig wie für die Versteifungen von einer Beseitigung der Schlüsselbeinstufe Heilung zu erhoffen. Um die Beschwerden zu lindern bzw. zu beseitigen, wird man sich daher in allgemein üblicher Weise gegen ihre Ursachen wenden: bei Schulterarthrosis mit Wärmeanwendung, Immetalinjektionen u. ä., bei Periarthritis humero-scapularis mit Novocainisierung der Schmerzpunkte, mit Stellatumausschaltung (Leriche Philippides) und medico-mechanischer Behandlung, bei Narbenschmerzen mit antirheumatischen Maßnahmen. Sollte die Beseitigung der Schlüsselbeinstufe gleichzeitig dringend gewünscht werden, oder verspricht man sich von dieser Maßnahme eine lohnende, vielleicht psychogen bedingte Besserung, so wäre für solche Fälle nur die *Verödung des wiedereingerichteten Schultereckgelenkes* am Platze, nämlich die *Arthrodese nach* Cooper mit Drahtnaht, oder nach Moore mit Känguruhsehnenfesselung. Von einer Ausräumung der arthrotischen Gelenkwucherungen, wie sie Fischer und Erkes empfehlen, können wir uns nach den allgemeinen Erfahrungen der Gelenkchirurgie keinen nachhaltigen Nutzen für den Kranken versprechen, da der mechanische Insult der Operation die Gelenkflächen nur zu neuer reaktiver Entzündung zu reizen droht. Rostock warnt ebenfalls vor dieser Maßnahme.

Die in den letzten 21 Jahren an der Heidelberger Klinik beobachteten Schultereckgelenkverletzungen.

Aus der Tabelle 4 sind alle Einzelheiten über die 105 stumpfen Verletzungen des äußeren Schlüsselbeingelenkes, die in den letzten 21 Jahren an der Heidelberger Klinik beobachtet wurden, ersichtlich. Es handelt sich um 43 vollständige, um 42 unvollständige Verrenkungen und um 20 Prellungen des Schultereckgelenkes.

Das *Durchschnittsalter* der *vollständigen* Verrenkungen zur Zeit des Unfalls betrug 37,2 Jahre. Der älteste Verletzte war 62, der jüngste 13 Jahre alt. Das Durchschnittsalter der *unvollständigen* Verrenkungen betrug 34 Jahre. Der älteste Verletzte war 62, der jüngste 17 Jahre alt. Das Durchschnittsalter der Prellungen betrug 30 Jahre: Der älteste Verletzte war 64, der jüngste 16 Jahre alt. Diese Feststellungen bestätigen die allgemein gefundene Tatsache, daß die Verletzung im kräftigsten Erwerbsalter am häufigsten, bei Jugendlichen und Greisen dagegen seltener vorkommt. *Vor dem 20. Lebensjahr* wurde sie 8mal, *jenseits des 50. Lebensjahres* 11mal und *jenseits des 60. Lebensjahres* 7mal beobachtet.

12 der Verletzten waren weiblichen, 93 männlichen Geschlechts.

Sämtliche Schultereckgelenkverrenkungen der Heidelberger Klinik waren *supraakromial*. Verlagerungen des Schlüsselbeins nach *hinten* oder nach unten *fanden* sich nicht, worin sich die bekannte Seltenheit dieser Verrenkungsarten erneut bestätigt.

Ta -

Luxa-

Nr.	Name	Alter	Geschlecht	Beruf	Behandlung: Dauer in Wochen				Arbf.	Komplikationen
					Beginn nach der Verletzung	Art	Verband	Üb.-Behdlg.		
1	A. Kl.	52	m.	Städt. Arb.	$^0/_6$	DÉSAULT	2	26	29 beschr.	—
2	J. R.	22	m.	Dreher	0	,,	$^1/_2$	dann ferngeblieben		
3	N. W.	22	m.	stud. jur.	0	,,	$^1/_2$	$^1/_2$	1	Gleichseitige Schulterluxation
4	A. K.	49	m.	Gastwirt, Maurermst.	$^0/_{12}$	,,	3	10	beschr. 17	
5	J. F.	39	m.	Landwirt	0	,,	2	2	11	
6	L. N.	27	m.	Forstarb.	0	VELPEAU	$^1/_2$	5	6	
7	W. M.	52	m.	Kfm.	0	DÉSAULT	1	7	8	Alte gleichseitige Schlüsselbeinfraktur
8	M. M.	46	w.	Lehrersfrau	0	,,	$^1/_2$	2	beschr. 3	
9	H. V.	23	m.	Soldat	0	,,	4	4	9	
10	F. S.	19	w.	Laborantin	0	Mitella	$1^1/_2$	3	5	
11	D. B.	40	m.	Feldmeister	0	,,	1	8	10	Plexuslähmung Commotio, Tibiafraktur
12	K. F.	32	m.	Bahnarb.	0	Ruhigstellg in Abd.	3	3	6	
13	A. R.	28	m.	Ziegeleiarb.	$^0/_{20}$	Feuchte Vbde.	$^1/_2$	5	6	*Li.* Lux. sternoclav. sup. post., *re.* Akr. Lux.
14	B. Br.	41	m.	Bauarb.	2	desgl.	$^1/_2$	2	4	
15	J. Sch.	17	m.	,,	0	,,	$^1/_2$	4	5	
16	J. B.	59	m.	Zuckerfabr.-Arb.	$^0/_{13}$	,,	1	7	9 beschr.	Kopfverletzung, Beinprellung
17	E. N.	41	w.	Zig.-Mach.	0	,,	$^1/_2$	6	10	
18	Fr. R.	62	m.	Angest.	0	VÖLCKERS Heftpfl.	2	ferngeblieben	2	
19	H. K.	42	m.	Hilfsarb.	0	desgl.	3	2	7	*Re.* prästernale Sublux., *li.* Lux. clav. acr.
20	H. R.	52	m.	Schmied	0	U-förmiger Heftpfl.-Vbd.	4	13	17	Schulterlux. re., Rippenbrüche re.
21	F. F.	61	w.	Arbeiterfrau	0	desgl.	1	4	5	Schulterlux. gleichseitig Fibula-Rippenbrüche
22	J. W.	50	m.	Schlosser	0	VÖLCKERS Heftpfl.	1	11	13	Subl. sterno-clav. gleichseitig
23	J. R.	25	m.	Melker	0	Stockgips	8	1	10	
24	A. F.	25	m.	Arbeiter	0	desgl.	5	1	10	
25	W. W.	49	m.	Kfm.	0	Klebeextension	$^1/_2$	4	5	
26	H. O.	46	m.	Hausmeister	0	Klebeex. + Mitella	2	1	3	
27	A. H.	42	m.	Maschinist	0	Abd.-Schiene	$1^1/_2$	6	9	24 J. alte Lux.

belle 4.

tionen.

Nachuntersuchung		Schmerz		Schlüsselbein-stufe		Minderung der		Arthr.	Rö.-Stufe		Bänder-verkalkung		Beurteilung
wie lange nach Unfall	Berufswechsel	Bel.	Bew.	Einf.	Übl.	Bewegl.	Kraft		Einf.	Übl.	akr.	corac.	
10 J.	Invalide	—	+	+		+	+	+	+				5 20% EM
7 J.	beschr. im gleichen Beruf	∅	∅	+		∅	+						5
3 J.	nein	+		+	+	∅	∅	+	+	+	+	+	4
2 J.	—	+	Werfen beschr.	+		∅	∅	∅	+		+	+	4
2 J.	—		+ Witt.	+	++	∅	∅	∅	+	++	+ Kapsel		4
1 J.	—		(+)	+		∅	+						4
³/₄ J.	—		(+)	+	++	∅	+	∅	+	++	+		4

Entlassungsbefund: Arm bis zur Waagerechten frei beweglich. 1930 nach Blinddarmoperation †

wie lange nach Unfall	Berufswechsel	Bel.	Bew.	Einf.	Übl.	Bewegl.	Kraft	Arthr.	Einf.	Übl.	akr.	corac.	Beurteilung
4 J.	Bürotätigkeit	∅	+ (Plexus)	+		Plexus! +	+	+	+				5 (Plexus)
10 J.	Stanzer	∅	∅	∅	∅	∅	∅	∅					1
3 J.	—	+	+	+		∅	∅		+		+	+	4
1½ J.	—	∅	∅	+		∅	∅	∅	+				2
2 J.	R.A.D.	+	+	+		∅	+						4
1 J.	beschr.	+	+ Horiz.	+	++	+	+	+	+	++	+	+	5
3 J.	—	∅	+	+	++	∅	∅	(+)	+	++		+	4
10 J.	Pensionär	+	+ Horiz.	+	++	+	+	+	+	++	+	+	5
8 J.	—	+	+ Horiz.	+	++	∅	+	+	+	++	+		5
5 J.	—		+ Horiz.	+		+	+		+		+	+	5
3 J.	—	∅	+ Witt.	∅	∅	∅	∅	∅	(+)			+	3
2 J.	Landwirt	+	+ Horiz.	+	++	∅	∅	+	+	++	+		5
8 J.	—	∅	∅	∅	∅	∅	∅	∅	∅	∅			1
8 J.	—	(+)	∅	∅	∅	∅	∅	∅					1

Mit guter Stellung entlassen

wie lange nach Unfall	Berufswechsel	Bel.	Bew.	Einf.	Übl.	Bewegl.	Kraft	Arthr.	Einf.	Übl.	akr.	corac.	Beurteilung
1 J.	—	∅	(+) Horiz.	+	++	∅	∅	∅	+	++	+	+	2
6 J.	beschr. im gleichen Beruf	∅	∅	+		∅	+		+				4

Tabelle 4

Nr.	Name	Alter	Geschlecht	Beruf	Beginn nach der Verletzung	Art	Verband	Üb.-Behdlg.	Arbf.	Komplikationen
28	Ph. W.	13	m.	Schüler	0	Stella dorsi	3	2	5	Commotio, Lux. prä-sternal gleichseitig
29	J. M.	29	m.	Kraftf.	0	Stella dorsi	5	2	8	Commotio
30	W. Z.	27	m.	Feldw.	0	desgl.	3	—	10	Nierenruptur
31	M. K.	30	m.	Soldat	0	,,	4	—	4	
32	E. W.	46	m.	Lehrer	0	,,	4	—	4	
33	W. N.	37	m.	Schlosser	0	,,	$4^1/_2$	1	6	
34	J. H.	24	w.	Landw.-Frau	$1^1/_2$	,,	4	4	8	10 Tg. alt in Behandlung getreten
35	W. Sch.	48	m.	Landw.	0	,,	3	1	6	Clav.-Fract. am akr. Ende, Ellbogenverletzg.
36	Dr. V.	42	m.	Ob.-Ltn.	0	,,	4	1	6	Clav. nach hinten verlagert
37	K. O.	45	m.	Schreiner	$^0/_{16}$ J.	Akr. Drahtn. DÉSAULT	4	25	beschr. 30	Drahtentfernung nach 16 J.
38	A. B.	22	m.	Hilfsarb.	$^0/_{16}$	DÉSAULT Abd.-Gips	2	5	9	
39	H. W.	27	m.	Schmied	0	Übungs-behandlung	—	2	ferngeblieben	
40	J. W.	46	m.	Kfm.	0	desgl.	—	1	2	
41	A. S.	19	m.	Feinmech.	0	,,	—	2	2	
42	K. F.	20	m.	Landwirt	0	,,	empfohlen, außerhalb behandelt			
43	L. M.	60	m.	Arbeiter	$^0/_{28}$ J.	Abd.-Schiene Üb.-Beh.	$1/_2$	1	2	

Subluxa-

Nr.	Name	Alter	Geschlecht	Beruf	Beginn nach der Verletzung	Art	Verband	Üb.-Behdlg.	Arbf.	Komplikationen
44	R. K.	44	w.	Taglöhnersfrau	$^0/_7$ J.	DÉSAULT	4	21	26 beschr.	
45	H. L.	26	m.	Schleifer	0	,,	3	3	10	
46	A. S.	39	m.	Bahnbeamter	0	,,	2	2	4	
47	S. Sp.	59	m.	Bierbrauer	0	,,	$1/_2$	5	7	
48	G. H.	44	m.	Zimmerm.	0	,,	$1^1/_2$	6	8	
49	R. W.	29	m.	Landarb.	0	,,	$1^1/_2$	1	3	
50	A. R.	59	m.	Dienstm.	0/alt	,,	1	$1^1/_2$	3	
51	W. H.	28	m.	Kraftf.	0	,,	1	2	4	Clav.-Frakt. gleichseitig
52	J. B.	38	m.	Zimmerm.	0	,,	$1/_2$	5	7	
53	H. N.	33	m.	Sattler	0	Stockgips	4	2	7	Alter Rippenbruch + Frakt. clav. acr. frisch
54	S. H.	25	w.	Hausmädch.	1	,,	2	2	4	Clav.-Fraktur
55	E. B.	62	w.	Maurersfrau	0	Heftpfl.-Vbd.	2	7	10	Scap. Halsfr.
56	K. N.	21	m.	Tüncher	0	Heftpfl.-Vbd.	4	2	13	
57	A. N.	28	m.	stud. chem.	0	SAYRE	2		2	
58	F. E.	26	m.	Eisendreh.	0	,,	3	1	4	
59	P. B.	43	m.	Bauarb.	0	,,	2	5	7	

(Fortsetzung).

wie lange nach Unfall	Berufswechsel	Schmerz Bel.	Schmerz Bew.	Schlüsselbeinstufe Einf.	Schlüsselbeinstufe Übl.	Minderung der Bewegl.	Minderung der Kraft	Arthr.	Rö.-Stufe Einf.	Rö.-Stufe Übl.	Bänderverkalkung akr.	Bänderverkalkung corac.	Beurteilung
5 J.	Drahtzieher	∅	∅	∅	∅	∅	∅	∅	∅	∅	∅	∅	1
1 J.	—	∅	∅	∅	(+)	∅	∅	∅	∅	(+)	∅	∅	1 hab. L.
1 J.	—	∅	∅	∅	+	∅	∅	∅	(+)	++	∅	+	2 hab. L.
³/₄ J.	—	∅	∅	∅	∅	∅	∅	∅	∅	∅			1
¹/₂ J.	—	(+)	∅	(+)		∅	∅	∅					2
³/₄ J.	—	∅	∅	∅	∅	∅	∅	∅					1
¹/₂ J.	—	∅	∅	+	+	∅	∅	∅	+	+	+		2
¹/₂ J.	—	(+)	∅	∅	∅	∅	(+)	∅	∅	∅	+	∅	1
¹/₄ J.	—	(+)	∅	(+)	+	∅	∅	∅					2
27 J.	Modellschreiner	+	+	+	++	+	+	+	+	++	+	+	5

† 1937. Bei der Entlassung Luxation behoben. Beweglichkeit frei.

wie lange nach Unfall	Berufswechsel	Schmerz Bel.	Schmerz Bew.	Schlüsselbeinstufe Einf.	Schlüsselbeinstufe Übl.	Minderung der Bewegl.	Minderung der Kraft	Arthr.	Rö.-Stufe Einf.	Rö.-Stufe Übl.	Bänderverkalkung akr.	Bänderverkalkung corac.	Beurteilung
28 J.	—	∅	+	∅	+	(+)	(+)	(+)	∅	+	+	+	3 hab. L.

tionen.

wie lange nach Unfall	Berufswechsel	Schmerz Bel.	Schmerz Bew.	Schlüsselbeinstufe Einf.	Schlüsselbeinstufe Übl.	Minderung der Bewegl.	Minderung der Kraft	Arthr.	Rö.-Stufe Einf.	Rö.-Stufe Übl.	Bänderverkalkung akr.	Bänderverkalkung corac.	Beurteilung
12 J.	Haushalt beschr.		+	+		+	+	+	+		+		5
11 J.	Pumpenwärter		+	+		+	+						4
8 J.	Ladeschaffner	+	+	+	++	∅	+	+	+	++	+	+	5
5 J.	—	+	+	+		+	+						4
1 J.	—	∅	∅	∅	∅	∅	∅	+	(+)		∅	∅	1
1 J.	—	∅	+ Witt.	∅		∅	∅	∅	(+)		+		1
12 J.	—		+	∅	+	+	+						3
10 J.	Westwallarb.	∅	∅	∅		∅	∅						1
12 J.	Sportlehrer	+	∅	+		∅	+						4
7 J.	—	∅	∅	∅		∅	∅	∅					1
5 J.	—	∅	+ Anstr.	(+)		∅	∅	+	∅		∅		4

Tabelle 4

Nr.	Name	Alter	Geschlecht	Beruf	Beginn nach der Verletzung	Art	Verband	Üb.-Behdlg.	Arbf.	Komplikationen
					Behandlung: Dauer in Wochen					
60	F. H.	28	m.	Buchhalter	0	SAYRE	1	2	3	
61	F. K.	32	m.	Kraftf.	0	Lagerung	4	2	beschr. 26	Commotio, Rippenbrüche, Hodenquetschg.
62	K. F.	55	w.	Wirtsfrau	$0/^3/_4$ J.	feuchte Vbd.	$^1/_2$	8	11 beschr.	
63	W. L.	20	m.	Töpfer	0	desgl.	$^1/_2$	1	3	
64	W. B.	25	m.	Feinmech.	0	Lagerung	1	5	6	
65	W. M.	17	m.	Maschinist	0	,,	3	3	(6)	Tibiafr., alte Scapulafrakt. gleichs.
66	Ph. Rf.	62	m.	Landwirt	0	,,	$1^1/_2$	4	6	Kopfverletzung Commotio
67	L. M.	32	m	Kfm.	0	Mitella	$^1/_2$	$3^1/_2$	5	
68	E. B.	24	m.	Schlosser	0	Stella dorsi	4	1	5	
69	K. Sch.	20	m.	Soldat	0	desgl.	1	2	3	
70	P. Kr.	17	m.	Schlosserlehrling	0	,,	1	$^1/_2$	2	
71	H. H.	25	m.	Malergeh.	3	Übungsbehandlung	—	1	Arbeit nicht unterbr.	
72	J. R.	22	m.	Autoschlosser	0	desgl.	—	2	3	
73	F. J.	25	m.	Kfm.	$^0/_9$	,,	—	2	3	
74	W. F.	25	m.	stud. med.	1	,,	—	3	3	
75	H. B.	25	m.	Landarb.	0	,,	—	2	3	
76	A. S.	38	m.	Turnlehrer	4	,,	—	6	13	
77	V. W.	53	m.	Arbeiter	$^0/_4$	,,	—	4	—	
78	A. St.	40	m.	Stabszahlmeister	5	,,	—	5	—	
79	M. H.	57	m.	Holzarb.	$^0/_7$ J.	unbehandelt				
80	F. Ü.	20	m.	Kfm.	0/alt	med. mech.		$^1/_2$	?	
81	R. B.	46	m.	Koch	$^0/_4$	desgl.	—	$^1/_2$	?	
82	H. Str.	25	m.	Arbeiter	0	Unbehandelt fern geblieben				
83	W. L.	18	m.	Schreiner	0/alt	med. mech.		$^1/_2$		
84	F. N.	33	m.	Dachdecker	$^0/_{34}$ J.	med. mech.	—	5	—	Becken- u. Wirbelbruch
85	W. R.	36	m.	Zementer	0/alt	nicht behandelt				

Distor-

86	K. K.	35	m.	Schlosser	0	Übungsbehandlung	—	2	3	
87	D. M.	57	m.	Bäckermstr.	0	desgl.	—	2	3	
88	A. O.	46	m.	Kraftf.	0/alt	,,	—	3	4	
89	B. H.	34	w.	Hausfrau	3	,,	—	3	4	
90	W. Sch.	28	m.	stud. chem.	0	,,	—	$^1/_2$	1	

(Fortsetzung).

wie lange nach Unfall	Berufswechsel	Schmerz Bel.	Schmerz Bew.	Schlüsselbeinstufe Einf.	Schlüsselbeinstufe Übl.	Minderung der Bewegl.	Minderung der Kraft	Arthr.	Rö.-Stufe Einf.	Rö.-Stufe Übl.	Bänderverkalkung akr.	Bänderverkalkung corac.	Beurteilung
4 J.	—	∅	∅	(+)		erhöht	∅						4 Schlotter-Gelenk
9 J.	Leichte Arbeit im gleichen Betrieb		+ Witt.	+		(+)	(+)		+		+	+	4
7 J.	—	∅	+ Horiz.	∅	∅	+	+	+	∅		∅		3
5 J.	—	∅	∅	(+)	+	∅	∅	(+)	(+)	+	+	+	2
5 J.	—	+	∅	∅	∅	∅	∅	∅	∅	∅	∅	∅	3
2 J.	—	∅	∅	(+)		∅	∅		(+)		∅		2
½ J.	beschr. im gleichen Beruf	+	+ Witt., Horiz.	+		+	+	+	+				5
10 J.	Hausmeister	∅	∅	+		∅	∅		(+)	+	+		2
1 J.	—	∅	∅	∅	∅	∅	∅	(+)	∅	(+)	+		1
¾ J.	Im Felde zur Nachuntersuchung nicht erreichbar. Wurde dienstfähig zur Truppe entl.												1
½ J.	—	∅	∅	(+)	(+)	∅	∅	(+)	(+)	(+)	∅	∅	2
½ J.	Entlassen, jetzt im Heeresdienst, beschwerdefrei												2
8 J.	Kraftf.	∅	Anstr. +	∅		∅	+	∅	∅		∅		3
7 J.	Siedler	+	+	∅		∅	∅						3
5 J.	Arzt	+	∅	∅		∅	∅	∅					3
4 J.	—	∅	∅	∅		∅	∅						1
1 J.	—	∅	∅	∅		∅	∅	∅	∅		∅		1
¾ J.	—	∅	+	+		+	+	+	+		+		5
½ J.	—	∅	+	∅	(+)	+	(+)	+	∅	(+)	∅		3 Gut-achten
7 J.	—	∅	+	∅	∅	+	+	(+)	∅	(+)	∅	+	3
44 J.	Invalide	(+)	∅	∅	(+)	∅	(+)	(+)	∅	(+)	+		3
6 J.	beschr. im gleichen Beruf	+	(+) Horiz.	(+)		+	+ Schlottergelenk		(+)				4

sionen

wie lange nach Unfall	Berufswechsel	Schmerz Bel.	Schmerz Bew.	Schlüsselbeinstufe Einf.	Schlüsselbeinstufe Übl.	Minderung der Bewegl.	Minderung der Kraft	Arthr.	Rö.-Stufe Einf.	Rö.-Stufe Übl.	Bänderverkalkung akr.	Bänderverkalkung corac.	Beurteilung
10 J.	Schuldiener	∅	+ Horiz.	∅		∅	∅		∅				3
7½ J.	—	∅	∅	∅	∅	∅	∅	∅	∅	∅	∅	∅	1

Tabelle 4

Nr.	Name	Alter	Geschlecht	Beruf	Behandlung: Dauer in Wochen				Arbf.	Komplikationen
					Beginn nach der Verletzung	Art	Ver-band	Üb.-Behdlg.		
91	H. W.	21	m.	Schlosser	0	,,	—	4	4	
92	L. L.	16	w.	Kontoristin	0	,,	—	1	1	
93	A. Sch.	24	m.	Schlosser	0	,,	—	1	2	
94	R. H.	31	w.	Schwester	0	Lagerung	1	$^1/_2$	2	
95	W. Tr.	24	m.	Eisendreh.	0	,,	4	3	10	Commotio
96	F. W.	64	m.	Landwirt	0	Mitella	$^1/_2$	4	5	Akr. Absprengung
97	L. S.	25	m.	Schuh-macher	0	,,	$^1/_2$	1	2	
98	F. K.	26	m.	stud. chem.	0	,,	$^1/_2$	2	3	
99	P. M.	29	m.	Arbeiter	10	,,	1	3	10	
100	W. E.	33	m.	Ange-stellter	0	,,	$^1/_2$	1	2 beschr.	
101	A. O.	60	m.	Landwirt	0	,,	2	2	4	Akr. Abbruch
102	Fr Z.	21	m.	Arbeiter	0	,,	1	2	4	desgl.
103	H. B.	27	m.	Weinbauer	0	DÉSAULT	2	5	$7^1/_2$	Commotio
104	J. K.	35	m.	Arbeiter	0	,,	4	4	beschr. 10	Schlüsselbeinbruch gleichseitig
105	G. E.	24	m.	Stell-macher	0	,,	1	1	beschr. 2	

2 beidseitige (Fall 13 und 19) und *2 einseitige totale* Schlüsselbeinverrenkungen (Fall 22 und 28) wurden unter die vollständigen Schultereckverrenkungen eingereiht. Es erschien zur geschlossenen Auswertung des Untersuchungsguts zweckmäßig, sie hier mit abzuhandeln, um so mehr als bei allen die Schultereckverrenkung durchaus im Vordergrund der Erscheinungen stand.

Abb. 72 zeigt die *nachuntersuchten vollständigen Schultereckverrenkungen der Heidelberger Klinik:* Die untere Säulenreihe stellt die Erfolge der verschiedenen Behandlungsverfahren in ihrer Bewertung nach den auf S. 456 und 458 aufgestellten Erfolgsklassen dar, und zwar in der *ersten Säule* die Verfahren, die den Arm länger als eine Woche festlegen, in der *zweiten Säule* diejenigen, die ihn bis zu einer Woche festlegen, in der *dritten Säule* die Stella dorsi, die den Arm überhaupt nicht in seiner Beweglichkeit beschränkt. Die Zahlen *in* den Säulen geben die Durchschnittsalter der einzelnen Erfolgsklassen wieder, die Zahlen *unter* den Säulen die Durchschnittsalter der ganzen Behandlungsgruppen. Die obere Säulenreihe gibt über die Dauer der einzelnen Behandlungsmaßnahmen Aufschluß.

Abb. 73 zeigt die *nachuntersuchten unvollständigen Schultereckverrenkungen der Heidelberger Klinik* (unten Erfolge, oben Behandlungsdauer). In der unteren Säulenreihe stellt die *erste Säule* die Verfahren dar, die den Arm länger als eine Woche festlegen, die *zweite Säule* die rein oder überwiegend funktionellen Behandlungsverfahren. Die *dritte Säule* schließlich gibt die drei, in der Säule II schon einmal enthaltenen, mit dem Rucksackverband behandelten Fälle gesondert wieder.

Aus Abb. 72 geht folgendes hervor: Vergleicht man Gruppe 1 mit Gruppe 2, so erkennt man:

(Fortsetzung).

Nachuntersuchung		Schmerz		Schlüsselbeinstufe		Minderung der		Arthr.	Rö.-Stufe		Bänderverkalkung		Beurteilung
wie lange nach Unfall	Berufswechsel	Bel.	Bew.	Einf.	Übl.	Bewegl.	Kraft		Einf.	Übl.	aer.	corae.	
3 J.	—	∅	∅	∅		∅	∅	∅					1
11 J.	Beschr. Landw.	+	+	∅		+	+						3
10 J.	—	∅	∅	∅		∅	∅						1
10 J.	Chemiker	∅	∅	∅		∅	∅	∅	∅		∅		1
10 J.	—	+	+	∅		+	+	∅	∅		∅		3
1 J.	—	+	∅	∅		∅	∅	∅	∅				3
†	27. 2. 39												
†	20. 2. 39												
3 J.	Weinhändler	(+)	+ Witt.	∅	∅	∅	∅	∅	∅		∅		3
6 J.	—	+	+	∅		∅	+	+			∅		3
1½ J.	—	+	∅	∅		∅	∅	∅					3

1. *Verbände, die den Arm länger als eine Woche festlegen* — hier wurden in der Hauptsache Adduktionsverbände verwendet — führen bei doppelt so langer Behandlungsdauer nur in $\frac{1}{4}$ der Fälle zur Idealheilung, aber nur bei *Jugendlichen*! Die Verletzten jenseits des 35. Lebensjahres zeigen zu $\frac{1}{3}$ Ergebnisse der Klasse 4 und zu $\frac{2}{3}$ Ergebnisse der Klasse 5. $\frac{3}{4}$ der Behandlungsgruppe 1 gehen also mit anatomischen und funktionellen Fehlheilungen aus.

2. *Die überwiegend funktionelle Behandlung* zeigt eine kurze Heilungsdauer. Obgleich das Gesamtdurchschnittsalter dieser Gruppe höher liegt, als das der Gruppe 1, bleiben doch nur $\frac{3}{13}$ (gegenüber $\frac{6}{12}=\frac{1}{2}$ der Gruppe 1) erheblich geschädigt. Alle anderen sind voll berufsfähig. Von diesen sind $\frac{1}{5}$ anatomisch und $\frac{1}{5}$ funktionell völlig geheilt, $\frac{3}{5}$ behalten erträgliche anatomische und funktionelle Defekte.

3. Das günstigste Behandlungs- und Erfolgsbild gibt Gruppe 3 mit der Stella dorsi. Die Behandlungs*dauer* ist etwa die gleiche wie bei der überwiegend funktionellen Behandlung. Die Ergebnisse sind *funktionell* einheitlich gut, außerdem ist die Mehrzahl der Verletzten auch *anatomisch* geheilt. Es ist einem Zufall zuzuschreiben, daß das Durchschnittsalter in der Gruppe 3 niederer ist, als in den beiden anderen Gruppen. Im Jahre 1940 habe ich schon eine 60jährige Frau mit demselben guten Erfolg behandelt. Diese Erfolge sind tatsächlich unabhängig von dem Alter der Verletzten.

Wie aus Abb. 73 ersichtlich ist, ergibt sich für die *unvollständigen* Verrenkungen ein ähnliches Bild wie für die *vollständigen:* Je länger der Arm durch einen Verband festgelegt wird, um so länger dauert die Behandlung und um so schlechter sind die Gesamtergebnisse. Bei den Subluxationen kann man wahrscheinlich auf den Versuch einer anatomischen Wiederherstellung überhaupt verzichten. Denn die geringen Schlüsselbeinstufen dieses Verrenkungsgrades stören niemals merklich, und die Behandlung wird durch das rein funktionelle Vorgehen doch noch nennenswert abgekürzt. Man muß aber hierzu mit Sicherheit den Grad der Verrenkung kennen, wozu die klinische und die röntgenologische Belastungsprüfung von unschätzbarem Wert ist.

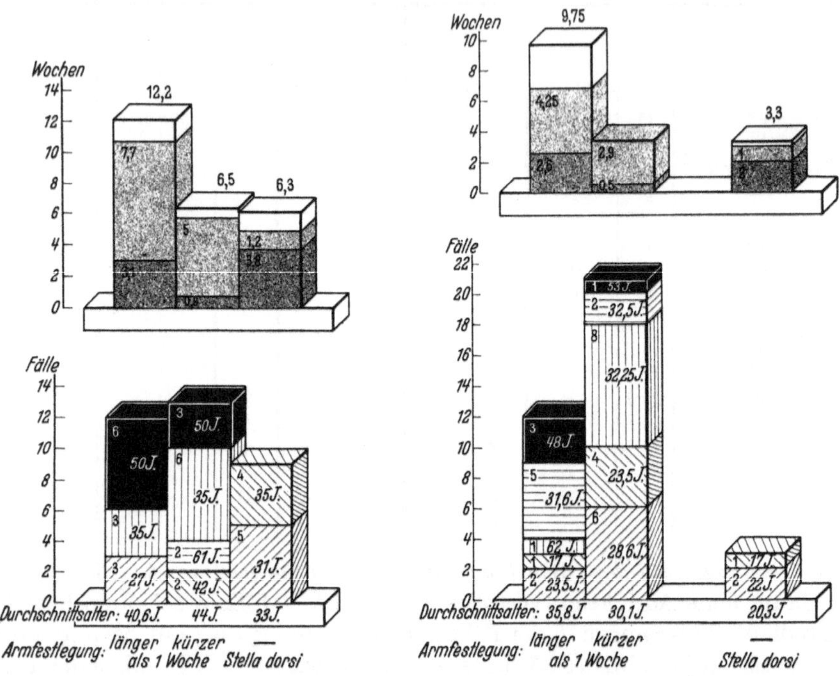

Abb. 72. Die vollständigen Schultereckverrenkungen der Heidelberger Klinik. Behandlungsmaßnahmen (oben) und -erfolge (unten). (Erklärungen im Text.)

Abb. 73. Die unvollständigen Schultereckverrenkungen der Heidelberger Klinik. Behandlungsmaßnahmen (oben) und -erfolge (unten). (Erklärung im Text.)

Auf die prozentuale Darstellung wurde in Anbetracht der geringen Zahlen verzichtet. Man erkennt aber auch ohne Prozentberechnung ohne weiteres die Überlegenheit derjenigen Behandlungsverfahren, die den Arm räumlich und zeitlich möglichst wenig in seiner Beweglichkeit beschränken.

Schlußzusammenfassung.

Nach einem Überblick über die Geschichte und die Anatomie der Schlüsselbeinverrenkungen wird für den Verletztenkreis der Heidelberger Klinik eine stetige Zunahme der Schultereckverrenkungen seit dem Weltkrieg nachgewiesen. Die Schultereckverrenkung ist eine der typischen Verletzungen des Kraftradfahrers, ihre steigende Häufigkeit auf das Anwachsen der Verkehrsmotorisierung zurückzuführen.

Die Erkennung der Schultereckverrenkung wird durch die Belastungsprüfung des Schultereckgelenkes erleichtert, die auf klinischem und röntgenologischem Wege die genaue Feststellung des Verrenkungsgrades ermöglicht und wichtige Aufschlüsse für die Beurteilung frischer und veralteter Schultereckverrenkungen gibt.

Die bekannten unblutigen und blutigen Verfahren zur Behandlung der Schultereckverrenkung werden kritisch gewürdigt. Eigene, durch Schrifttumsunterlagen ergänzte Beobachtungen führen zu dem allgemeinen Urteil, daß schlechte Behandlungsergebnisse meist die Folgen einer Vernachlässigung oder verspäteten Einleitung der *funktionellen* Behandlung sind. Was den nicht idealgeheilten Verletzten im Spätzustand empfindlich stört, sind ausschließlich Funktionsausfälle, ganz selten die verbliebene anatomische Entstellung allein.

Daher sind alle den kranken Arm länger festlegenden Verbände gefährlich, weil sie, besonders bei Anwendung in vorgeschrittenem Lebensalter zu Versteifungen des Schultergürtels und damit zu bleibenden Funktionsausfällen und Schmerzen führen. Völlig zu verwerfen sind die Verbände, die den Arm in adduzierter Stellung festhalten. Abduktionsverbände können bei jungen Leuten Gutes leisten. Die günstigsten Heilungsbedingungen geben jedoch Verbände, die das Schultereckgelenk in eingerichteter Stellung erhalten, ohne den Arm mit in die Ruhigstellung einzubeziehen. Denn sie ermöglichen, ohne die anatomische Heilung zu stören, vom ersten Behandlungstage ab Bewegungsübungen des kranken Armes. Hierzu eignen sich der BÖHLERsche Schlüsselbeinschienenverband und die modifizierte Stella dorsi, für deren Anwendung ein einfaches Einrichtungsverfahren ausgearbeitet wurde. Da diese Behandlungsmethoden anatomisch und funktionell voll ausreichende Erfolge zeitigen, sind *operative* Einrichtungsmaßnahmen im allgemeinen überflüssig.

Ihre kritische Besprechung ergibt, daß zur Einrichtung der *frischen* Schultereckverrenkung nur solche Operationen tauglich sind, die das Schultereckgelenk voll beweglich erhalten und nicht schädigen. Die Verfahren, die das Gelenk zur Aufrechterhaltung der eingerichteten Stellung mit Nägeln, Drähten oder Bohrern in der Längsrichtung des Schlüsselbeins durchfahren, werden als schädigend abgelehnt. Die akromiale Drahtnaht kann durch technische Unvollkommenheiten ebenfalls zur Schädigung des Schultereckgelenkes führen, ist daher mit Vorsicht anzuwenden. Unschädlich ist die akromiale Fascienplastik nach FÜRST. Als die günstigsten erscheinen die indirekten, das Schlüsselbein an den Rabenschnabelfortsatz fesselnden operativen Einrichtungsverfahren, weil sie, ohne das Schultereckgelenk zu berühren, dem abgewichenen Schlüsselbein den sichersten Halt geben.

Eine Stellungnahme zur Anzeige und ein Bericht über die Heidelberger Verletzten der letzten 13 Jahre beschließt die Arbeit.